2020 ACC/ESC 心血管疾病研究进展

主 编　李艳芳　安　健
　　　　师树田　郭彦青

U0213381

科学出版社
北京

内 容 简 介

2020年美国心脏病学会科学年会（ACC）/世界心脏病大会（WCC）、欧洲心脏病学会科学年会（ESC），均改为虚拟线上会议。本书为2020年ACC/WCC和ESC心血管疾病最新研究进展摘要，包括高血压研究进展、冠心病及PCI研究进展、抗凝及抗血小板治疗研究进展、血脂代谢研究进展、心力衰竭研究进展、心房颤动研究进展、结构性心脏病研究进展、风险评估和其他研究进展等，以及2020 ESC新发布的4部临床指南，对国内心血管专业医师和非心血管专业医师的临床实践都有重要的指导意义。

图书在版编目（CIP）数据

2020 ACC/ESC 心血管疾病研究进展 / 李艳芳等主编 . —北京：科学出版社，2020.10
ISBN 978-7-03-066353-5

Ⅰ . ① 2… Ⅱ . ① 李… Ⅲ . ① 心脏血管疾病 – 研究 Ⅳ . ① R54

中国版本图书馆 CIP 数据核字（2020）第 197325 号

责任编辑：于　哲 / 责任校对：郭瑞芝
责任印制：赵　博 / 封面设计：龙　岩

科 学 出 版 社 出版
北京东黄城根北街 16 号
邮政编码：100717
http://www.sciencep.com

三河市春园印刷有限公司 印刷

科学出版社发行　各地新华书店经销

*

2020 年 10 月第　一　版　开本：850×1168　1/32
2020 年 10 月第一次印刷　印张：4 5/8
字数：11000

定价：41.00 元
（如有印装质量问题，我社负责调换）

编者名单

主　　编　　李艳芳　　安　健　　师树田　　郭彦青
副 主 编　　耿建慧　　王　飞　　宋晓健　　曹云山
　　　　　　王海雄　　柴晓红

编　　者　　（以姓氏笔画为序）

于　娟	王　飞	王　冠	王　浩
王　梅	王　朝	王日军	王成钢
王兆宏	王志鑫	王建玲	王海雄
王喜福	亢小红	邓明君	叶　明
冯　英	邢雪琴	师树田	乔娜婷
刘　飞	刘旭文	安　健	许慧玉
孙晓冬	李　军	李　俐	李庆祥
李红伟	李怀娜	李艳芳	杨　鹏
吴　彤	余星燕	宋　洋	宋立忠
宋俊迎	宋晓健	陈　洁	张　伟
张月安	张吉红	张竹林	张玲姬
张智彪	张慧敏	陈泽宇	武　丽
武文峰	武志峰	苗状状	庞工力
赵　茹	赵新艳	胡亦新	胡志强
祖晓麟	姚　雷	贺晓楠	耿建慧
贾张蓉	柴晓红	徐继尧	高玉龙
高夏青	郭李平	郭彦青	曹云山
曹芳芳	曹晓菁	盖婉丽	彭余波
董晋	蒋志丽	曾　源	雒瑞军
谭丽娟	暴清波	薛　琳	魏路佳

目　录

2020 美国心脏病学会科学年会 / 世界心脏病大会虚拟会议概况

首都医科大学附属北京安贞医院　李艳芳

原定于 2020 年 3 月 28 日至 3 月 30 日在美国芝加哥召开的美国心脏病学会科学年会 / 世界心脏病大会（ACC/WCC）取消现场会议，改为虚拟线上会议。本届大会实行线上实时、同步播放会议视频和幻灯，参会者可通过互联网、计算机、平板电脑或智能手机免费观看。

ACC 报告了新近完成的临床试验 VICTORIA 的研究结果，试验共有 42 个国家参加，入选了 5050 例左心室射血分数减低慢性心力衰竭患者，在标准药物治疗的基础上，加用可溶性鸟苷酸环化酶激动剂 Vericiguat。主要终点：心血管死亡或心力衰竭住院率。次要终点包括全因死亡率。结果显示，在随访的中位数 10.8 个月内，Vericiguat 组 35.5% 的患者发生了因心血管原因或首次心力衰竭相关住院导致的死亡复合事件，安慰剂组为 38.5%（危险比，0.90；95% 置信区间 0.82 ～ 0.98；$P=0.02$）。绝对事件减少率为每 100 个患者年 4.2 个事件。

VOYAGER–PAD 试验纳入了 6564 例有症状的下肢中至重度周围动脉疾病（PAD）的患者，随机分配至试验组利伐沙班 2.5mg，每日 2 次，或不用利伐沙班的对照组，两组均采用阿司匹林为基础的标准治疗。入院随机分组后，有症状的患者需在 10 天内成功完成髂外动脉远端外周动脉的血运重建。随访期间的主要终点为急性心肌梗死、缺血性卒中、心血管死亡、急性肢体缺血或大截肢。研究结果表明，与单独使用阿司匹林的人群相比，利伐沙班显著降低了急性肢体缺血、血管原因导致的重大截肢、MI、缺血性脑卒中或心血管死亡的风险。

TAILOR-PCI 试验是针对 PCI 患者进行的基因测试指导下的抗血小板治疗有效性研究。共纳入 5300 例 PCI 患者，CYP2C19 等位基因阴性的患者接受氯吡格雷 75mg/d 治疗，等位基因阳性的患者则接受替格瑞洛 90mg 每天 2 次的治疗。主要复合终点：1 年内发生的非致命性心肌梗死，非致命性脑卒中，心血管疾病死亡率，复发性缺血事件，支架血栓形成。研究未能证明心血管死亡、心肌梗死、脑卒中、严重的反复缺血和支架血栓形成的综合发生率在 1 年内降低 50%。

POPULAR-TAVI 试验，经导管主动脉瓣置换术（TAVR）术后长期的抗栓治疗选择。研究共纳入 1000 名接受 TAVR 治疗的患者，随机分配到 4 种长期治疗方案之一：阿司匹林加氯吡格雷或不加氯吡格雷，口服抗凝剂（OAC）加氯吡格雷或不加氯吡格雷。试验随访 1 年，主要终点：与 TAVR 手术无关的出血。次要终点：心血管死亡，非手术相关的出血，心肌梗死或卒中。结果表明，在有抗凝指征接受 OAC 治疗的 TAVI 患者中，单用 OAC 治疗相较于 OAC 联合氯吡格雷治疗，术后 1 年内严重出血事件发生率更低。

今年 ACC 大会上公布的 PARTNER 3 试验 2 年随访结果表明：TAVR 与 SAVR 在低危人群中是等效的，2 年的随访结果表明，TAVR 组主要终点发生率低于 SAVR 组（11.5% vs 17.4%）。次要终点：两组的死亡率（2.4% vs 3.2%）和卒中发生率（2.4% vs 3.6%）无显著性差异，TAVR 组仅在再住院率表现出优势差异（8.5% vs 12.5%）。但 TAVR 组瓣膜血栓形成的发生率显著高于 SAVR 组（2.7% vs 0.7%）。

CARAVAGGIO 试验由欧洲、以色列和美国共同完成。试验共纳入 1168 例患者，其中大多数是患有癌症的成年人，该试验比较了胃肠外抗凝药物达肝素与口服抗凝药阿哌沙班的临床效果。主要终点是 6 个月内复发性下肢近端深静脉血栓形成（DVT）或肺栓塞（PE）。抗凝治疗是个双刃剑，可以预防血栓复发，但也可能带来较高的出血风险。研究结果表明，阿哌沙班组 576 例患者中有 32 例（5.6%）发生复发性 VTE，达肝素组 579 例患者中有 46 例（7.9%）发生了复发性 VTE［危险比，0.63；95%置信区间（CI），0.37～1.07；非劣效性 $P < 0.001$］。阿哌沙班组的 22 例患者（3.8%）和达肝素组的 23 例（4.0%）发生了大出血（危险比，0.82；95%CI，0.40～1.69；$P=0.60$）。对于癌症相关复发性静脉血栓（VTE）的治疗，口服阿哌沙班的效果不劣于皮下注射达肝素。

人们曾对肾神经去神经治疗高血压给予厚望，但 SYMPLICITY HTN-3 试验因效果不理想，后续研究在 2014 年后逐渐消失。2017 年，对这项技术进行了改良之后，SPYRAL HTN OFF-MED 研究重新引起了人们对肾脏去神经（RDN）治疗的兴趣。本届大会公布的 SPYRAL HTN-OFF MED Pivotal 试验研究扩大至 433 名未经药物治疗的高血压患者。主要结果包括 3 个月内动态收缩压变化和 1 个月内主要不良事件的安全终点。结果表明，RDN 能够显著降低未使用降压药治疗的高血压患者的血压，尤其可以降低发生心血管风险高的夜间高血压。3 个月内无器械或手术相关的不良事件。

新近完成的临床试验还包括以下几种。①PRONOMOS 试验：外科手术后利伐沙班与依诺肝素的作用比较，结果表明，利伐沙班预防静脉血栓栓塞（VTE）事件优于依诺肝素，而且不增加非重大下肢手术后制动患者的出血风险。②VOYAGER-PAD 试验：利伐沙班加阿司匹林对有或无氯吡格雷的下肢血管重建术后下肢血管疾病患者的获益和风险研究，结果提示，下肢血管重建术治疗有症状的 PAD 患者，在利伐沙班和阿司匹林基础上加用氯吡格雷并没有提供进一步的获益，还增加了出血风险。③SNOCAT

试验：院外心脏骤停患者院前应用亚硝酸钠的随机对照临床研究，共纳入 1500 例院外心脏骤停患者，随机分为安慰剂组（2ml 生理盐水）、45mg 亚硝酸钠组及 60mg 亚硝酸钠组。主要终点：心脏骤停后 24 小时内入院存活率；入院前再次出现心脏骤停或使用升压药物。次要终点：出院后存活率，入院后 24 小时存活率及 ICU 住院天数。由于样本量限制，高剂量组和低剂量组患者的自主循环恢复率、入院血压去甲肾上腺素使用率及出院后存活率无显著性差异。

TWILIGHT COMPLEX 研究亚组分析提示，若要早期停用双联抗血小板（DAPT）保留单药治疗的话，理想选择是保留替格瑞洛，这样可避免单药不起效或效力不足而发生的临床事件。2019 年 ACC 会议上报道的 TWILIGHT 试验结果显示，在发生并发症的高风险患者中，PCI 术后替格瑞洛单药治疗提供的缺血保护与持续 DAPT 相当，但出血风险显著降低。

TICO 试验入选了 3056 例接受西罗莫司药物洗脱支架的 ACS 患者，PCI 术后 3 个月后随机分组，继续进行双联抗血小板治疗组和替格瑞洛单药治疗组。随访终点：重大心血管不良临床事件和 1 年的大出血。结果表明，替格瑞洛单药治疗组的事件发生率为 3.9%，DAPT 组 12 个月的事件发生率为 5.9%，ACS 患者 PCI 术后服用替格瑞洛单药即可获益。

PRECOMBAT 试验：药物洗脱支架与冠状动脉旁路移植术治疗左主干冠脉疾病长达 10 年的随访结果提示，PCI 与 CABG 治疗无保护左主干病变患者的 MACCE 发生率无显著差异。除了靶血管血运重建外，死亡、心肌梗死或脑卒中复合事件发生率和全因死亡率两组均相似。

评估电子烟对戒烟有效性的 E3 试验计划招募了 376 例平均每天吸烟 10 支，并且希望戒烟的成年人。入组后被随机分配使用 12 周提供或不提供尼古丁的电子烟。主要终点：根据患者的自我报告和呼出气一氧化碳的测定结果，以意向性治疗为基础观察 1 年的戒烟情况。结果显示，在第 12 周，接受含尼古丁电子烟的参试者中有 21.9% 戒烟，接受非尼古丁电子烟的参试者中有 17.3% 戒烟，仅接受咨询服务的参试者中有 9.1% 戒烟。使用含尼古丁电子烟的人比完全不吸电子烟的人戒烟可能性高 2.4 倍。

本届 ACC 有两项针对纯合子家族性高胆固醇血症（HoFH）的最新降脂治疗试验。其中一项介绍了处于研究初期的新型药物，依维那珠单抗（evinacumab）显著降低纯合子家族性高胆固醇血症患者的 LDL-C 的研究结果。evinacumab 阻断血管生成素样蛋白 3（ANGPTL3）的活性，从而抑制脂蛋白脂肪酶和内皮脂肪酶，降低三酰甘油和脂蛋白胆固醇。另一项随机、双盲的 ODYSSEY HoFH 试验，入选了 69 例接受 PCSK9 抑制剂 alirocumab 或安慰剂治疗 10 周的患者，观察 LDL-C 水平的变化。应用 alirocumab 的患者对血浆置换疗法的依赖性较低。

其他相关试验还包括以下几种。① REDUCE-IT 试验：观察二十碳五烯酸水平和心血管结局。REDUCE-IT 研究共纳入 11 个国家 473 个中心的 8179 例患者，入选标准：年龄 ≥ 45 岁的 CVD 患者（二级预防人群），或年龄 ≥ 50 岁、患有糖尿病且合并至少一个其他危险因素（一级预防人群），空腹三酰甘油水平 ≥ 135mg/dl 但 ≤ 500mg/dl，LDL-C > 40mg/dl 但 ≤ 100mg/dl。近 5 年的随访发现，服用他汀的基础上，给予 ω-3 脂肪酸 4g/d 可较安慰剂组显著减少 25% 的首发主要终点事件（*HR 0.75，95%CI 0.68 ~ 0.83*），降低 26% 的次要终点事件（*HR 0.74，95%CI 0.65 ~ 0.83*）。② ISCHEMIA 试验：中度或重度缺血且无阻塞性冠心病患者症状的自然史和超声应激回声的研究。CIAO-ISCHEMIA 研究结果表明，没有梗阻性冠状动脉疾病（INOCA）的局部缺血患者中，症状和压力测试结果会随时间变化，可能在一段时间内症状更加活跃，而在一段时间内症状消失，因此，需要进一步的研究来确定在没有 CAD 的情况下发生此类症状的因素，并确定适当的治疗方法。

2020 年春季，ACC 采用这种实用新颖的会议形式将心血管领域从基础到临床的最新研究成果展示给全世界的医务工作者，将为促进心血管领域的发展前进做出重要贡献。

一、高血压研究进展

（一）2020 ACC Meta 分析：尚无证据表明抗高血压药物会增加癌症风险

2020 年 3 月，ACC 虚拟线上会议公布了一项抗高血压药物与癌症关系的研究，结果显示尚无证据表明抗高血压药物会增加癌症风险。

抗高血压药物与癌症之间是否存在关联这个话题已经争论了 40 多年，目前仍旧存在争议。该项研究是一篇 Meta 分析，涉及 31 项临床试验，约 26 万名参与者，是迄今为止最大、最详细的分析，共研究了 5 类降压药：血管紧张素转化酶抑制剂（ACEI）、血管紧张素 II 受体拮抗剂（ARB）、β 受体阻滞剂、钙通道阻滞剂（CCB）和利尿剂。研究分析了每种药物对总的癌症（首次发生的任何类型的癌症）、致命性癌症和特殊部位的癌症（乳腺癌、结肠癌、肺癌、前列腺癌和皮肤癌）的影响。

平均随访 4 年，约有 15 000 人初次诊断为癌症，没有证据表明使用任何类别的抗高血压药物会增加患各种癌症或致命性癌症的风险。ACEI 组风险比（HR）为 0.99（95% CI：0.94 ～ 1.04），ARB 组为 0.97（95% CI：0.93 ～ 1），β 受体阻滞剂组为 0.98（95% CI：0.89 ～ 1.08），CCB 组为 1.06（95% CI：1.01 ～ 1.11），利尿剂组为 1.01（95% CI：0.95 ～ 1.07）。从统计学角度来看，这些风险估计值之间并无显著性统计学差异。因此，并无证据表明任何类别的抗高血压药物会增加癌症风险。以上结果与年龄、性别、体型、是否吸烟及是否曾服用过抗高血压药物并无关系。同样，没有证据表明任何类型的抗高血压药物对发生特定部位癌症的概率有影响，也没有证据表明抗高血压药物的使用时间越长，患癌症的风险就越高。

该研究提示目前尚无证据表明任何类别的抗高血压药物会增加癌症的风险。与会专家认为本项研究论证了抗高血压药物对患者治疗的安全性，即便常用降压药物存在某些副作用，但控制血压所产生的获益也会显著大于其风险，不能由于其潜在不良反应影响降压药物的临床应用及对血压的控制。

（甘肃省人民医院　曹云山　甘肃中医药大学　邓明君）

（二）2020 ACC PARAGON-HF 试验：HFpEF 患者收缩压与心血管事件的关联

2020 年 3 月 ACC 虚拟会议发布了一项关于 HFpEF 患者收缩压（SBP）与心血管事件关联的研究，结果显示 HFpEF 患者 SBP 为 120 ～ 129mmHg 时不良结局风险最低，沙库巴曲缬沙坦的治疗作用不受基线 SBP 水平及降压效果的影响。

PARAGON-HF 试验是一项国际、双盲、随机对照研究，共纳入 4795 名患者。受试者在入组时均有心力衰竭症状，在过去 6 个月内，LVEF ≥ 45%，NYHA Ⅱ～Ⅳ级，N 端脑利钠肽前体（NT-proBNP）水平较高，96% 的患者有高血压病史。

根据患者基线 SBP 水平，按四分位数分为 4 组（< 120、120 ～ 129、130 ～ 139 和 ≥ 140mmHg）。研究终点为心血管死亡、心力衰竭再住院、心肌梗死或卒中及肾脏疾病的复合终点事件。研究目标为：评估 HFpEF 患者基线 SBP 水平与心血管疾病风险的关系；分析沙库巴曲缬沙坦的降压作用是否与基线 SBP 有关。随访时间为 16 周。

研究结果显示，未矫正变量前，在 SBP 低于 120mmHg 的 HFpEF 患者中，主要复合终点的发生率为 15.2 个 /（100 个患者·年），120 ～ 129mmHg 时为 11.4/（100 个患者·年），

130 ～ 139mmHg 时为 12.2/（100 个患者·年），140mmHg 或更高时为 15.6/（100 个患者·年）。进一步对 129 例心房颤动患者进行了多变量校正，并对其进行了多元回归分析。与 SBP 为 120 ～ 129mmHg 的患者相比，第 1 个和第 3 个四分位数患者的主要终点校正风险分别高出 11% 和 21%，但这种趋势并无显著的统计学差异。SBP ≥ 140mmHg 患者的心血管事件发生风险较 120 ～ 129mmHg 患者显著增加 56%。随访期间血压变化对生活质量或高敏感性肌钙蛋白 T 无影响。但是，收缩压每降低 10mmHg，脑钠肽的对数转换降低 2.1%。无论基线收缩压如何，在 4 周时，沙库巴曲缬沙坦组 SBP 水平较缬沙坦组平均降低 5.2mmHg。联合用药在女性中降低 SBP 的作用明显大于男性，分别为 6.3mmHg 和 4.0mmHg。

该研究证实 HFpEF 患者基线和平均 SBP 水平为 120 ～ 129mmHg 时，心血管疾病的发生风险最低。此外，沙库巴曲缬沙坦对 HFpEF 的治疗作用可能不受基线血压及降压作用的影响。与会专家认为，这些发现为控制血压和改善 HFpEF 预后提供了一定的依据，但是血压对 HFpEF 的影响是复杂的、多因素的，可能远远超出了简单的血流动力学影响，今后仍需更多的临床研究提供充足证据。

（山西省心血管病医院　王海雄　余星燕）

（三）2020 ACC SPYRAL HTN–OFF MED Pivotal 试验：经导管肾动脉去交感神经消融术对未用药物治疗的高血压患者安全有效

2020 年 3 月 29 日 ACC 会议发布了 SPYRAL HTN–OFF MED Pivotal 试验结果：经导管肾动脉去交感神经消融术对于未用药物治疗的高血压患者安全有效。

经导管肾动脉去交感神经消融术（RDN）是对肾动脉血管

壁经导管行射频消融，从而降低肾交感活性而达到降压目的。2017 年公布的 SPYRAL HTN-OFF MED 研究为 RDN 治疗高血压的有效性和安全性提供了生物学证据。本研究使用贝叶斯研究设计，将本试验（$n=251$）数据与先前随机试点试验（$n=80$）数据相结合，从统计学角度评估了在无抗高血压药物的情况下 RDN 疗效，为 RDN 应用于未经治疗的轻、中度高血压患者提供依据。

本试验收集了来自澳大利亚、奥地利、加拿大、德国、希腊、爱尔兰、日本、英国和美国等 44 个研究地点的 331 例患者，采用多中心、随机、对照、单盲的原则，将未经药物治疗的高血压患者随机 1：1 分配到肾去交感神经组（RDN 组）或假手术组。RDN 组共纳入 166 例患者，对肾动脉主干及分支行经导管射频消融术；假手术组共纳入 165 例患者，行肾动脉造影。主要疗效终点是基线调整后从基线到术后 3 个月 24 小时平均收缩压的变化；次要疗效终点是基线调整后从基线到术后 3 个月诊室收缩压的变化。主要安全性终点是术后 1 个月和 3 个月的主要不良事件发生率，即复合全因死亡率、终末期肾病、导致器官功能衰竭的严重栓塞事件、需要介入治疗的肾动脉穿孔或夹层、血管并发症、需要住院治疗的高血压急症的发生率。

主要疗效终点：① RDN 组与假手术组 24 小时平均收缩压降低值分别为 4.7mmHg 和 0.6mmHg，RDN 组较假手术组 24 小时平均收缩压降低 4.0mmHg（$P < 0.001$）；② RDN 组与假手术组 24 小时平均舒张压降低值分别为 3.7mmHg 和 0.8mmHg，RDN 组较假手术组 24 小时平均舒张压降低 3.1mmHg（$P < 0.001$）。

次要疗效终点：① RDN 组与假手术组诊室收缩压降低值分别为 9.2mmHg 和 2.5mmHg，RDN 组较假手术组诊室收缩压降低 6.6mmHg（$P < 0.001$）；② RDN 组与假手术组诊室舒张压降低值分别为 5.1mmHg 和 1.0mmHg，RDN 组较假手术组诊室舒张压降低 4.4mmHg（$P < 0.001$）。

两组间 24 小时收缩压差异为 –3.9mmHg，诊室收缩压差异为 –6.5mm Hg，RDN 优于假手术的概率大于 99.9%；RDN 不仅降低日间收缩压，也能降低夜间及清晨收缩压，假手术组则无此作用。主要安全性终点：术后 3 个月内 RDN 组出现 1 例高血压急症，假手术组出现 1 例新发卒中。

本试验显示了经导管肾去交感神经消融术可安全降低血压的优势。与假手术组相比，RDN 组 24 小时平均收缩压、24 小时平均舒张压、诊室收缩压、诊室舒张压均明显降低，且具有 24 小时降压效应，与此同时，RDN 组主要不良事件发生率并未明显增加。

（山西省心血管病医院　安　健　宋　洋

山西医科大学　王　朝）

（四）2020 ACC 美国高血压病相关死亡人数急剧上升

美国心血管疾病死亡率在过去 20 年里一直呈下降趋势，这在很大程度上归功于使用他汀类药物治疗高胆固醇血症和冠心病介入治疗。高血压病是心血管疾病死亡最重要的危险因素。2020年 3 月，ACC 虚拟线上会议发布了一项研究，结果显示，美国2007 年至 2017 年，与高血压病相关的死亡人数急剧上升。

该研究分析了美国疾病控制和预防中心统计的 1000 多万个体死亡患者中，高血压病相关死亡比例，并基于年龄、性别、城市化程度（城市与农村）及地理位置进行了亚组分析。

随着时间的推移，农村和城市地区高血压病相关死亡都有所增加，城市人口年龄标准化死亡率增加了 20%，而农村增加了72%。南部农村高血压病相关死亡率从 2007 年的 23.9/10 万上升到 2017 年的 39.5/10 万，死亡率是其他地区的 2.5 倍（$P < 0.001$）。与所有其他城市地区相比，南部城市居民高血压病相关心血管病死亡率增加了 27%（$P < 0.001$）。在各年龄段中，年龄为

65～74岁群体的死亡率一直是最高的。此外，男性高血压病相关死亡率总体较女性高（25.7% vs 20.3%）。

2007年至2017年，美国与高血压病相关的死亡人数急剧上升可能与糖尿病、肥胖、人口老龄化和医疗保健水平有关，需要有针对性的公共卫生措施来解决这些问题。与会专家认为新版 ACC/AHA 高血压病指南降低了高血压诊断和治疗标准，能够尽可能多地发现高血压病患者，并进行相应干预，从而控制高血压疾病死亡率。

（山西省心血管病医院　李　俐　王志鑫）

二、冠心病及 PCI 研究进展

（一）2020 ACC ISCHEMIA Trials：介入或
非手术治疗对冠状动脉病变患者预后的影响

2020 年 3 月 ACC 大会发布了 ISCHEMIA 试验结果。该研究纳入 5179 例稳定型冠心病患者，研究对象随机接受常规介入治疗（PCI 或 CABG 的血管重建率为 80%）或药物非手术治疗。在随机分组之前，73% 的受试者接受了冠状动脉断层扫描（CT）血管造影，排除射血分数 < 35%、心功能 Ⅲ／Ⅳ 级的充血性心力衰竭及透析依赖性肾衰竭患者。

主要终点事件为心血管死亡、心肌梗死、不稳定型心绞痛或心力衰竭再住院，两组患者主要终点事件无差异（介入治疗组 13.3% vs 药物非手术治疗组 15.5%，P=0.34），其中，药物非手术治疗组 23% 需要进行血运重建。常规介入治疗可使心肌梗死的相对危险性降低 33%（OR=0.67；95%CI：0.53～0.83）。生命质量研究是该缺血试验的子研究，心绞痛患者约为入组人数的 2/3，介入治疗可改善术后 3 个月、12 个月和 36 个月的生活质量。值得注意的是，该临床试验不包括频繁心绞痛或急性冠状动脉综合征患者。对于高危患者，与单纯药物非手术治疗相比，更推荐使用早期介入＋药物治疗方案。

稳定型缺血性心脏病合并晚期慢性肾脏病（CKD）患者的临床事件风险是无 CKD 患者的 3 倍多。但是，对于这些患者来说，早期介入治疗似乎不能降低终点事件发生率或缓解心绞痛症状。因此，稳定型缺血性心脏病和慢性肾脏病患者通常可以采用药物非手术治疗。

在试验前 6 个月，介入治疗组心肌梗死患者多于药物非手术治疗组，但随着试验的进行，药物非手术治疗组心肌梗死患者逐渐增多，4 年后药物非手术治疗组主要终点事件发生率高于介入治疗组（13.9% vs 11.7%）。此外，研究发现无论采取何种治疗方式，终点事件发生率均与肾功能呈负相关。

（山西省心血管病医院　王海雄　李　军）

（二）2020 ACC CIAO 研究：非阻塞性冠状动脉疾病，症状与缺血不相匹配之谜

冠状动脉狭窄不超过 50% 的情况下出现血流受限或心脏症状的疾病被称为缺血伴非阻塞性冠状动脉疾病，即 INOCA。2020 年 3 月，ACC 虚拟线上会议公布了一项名为 CIAO 的研究，研究显示负荷试验时的心肌缺血可能与冠状动脉造影时的阻塞性冠状动脉疾病（CAD）同样严重，但 INOCA 患者的心绞痛频率可能更高。

CIAO 研究是 ISCHEMIA 研究的子研究，共纳入 208 名患者。纳入标准：超声心动图检查后因 INOCA 而被排除的 ISCHEMIA 患者，如果有缺血症状，则符合 CIAO 研究的入组条件。但 CIAO 试验与 ISCHEMIA 试验的显著区别是，CIAO 入组患者中有 66% 是女性，远远大于在 ISCHEMIA 中入组女性的比例（26%）。在 CIAO 研究中，对基线和 1 年后的心绞痛频率和局部缺血进行定量分析，并与有负荷心动图（SE）和冠状动脉 CTA 提示 CAD 的 ISCHEMIA 参与者进行比较。

研究人员评估了 1 年后参与者的症状和负荷超声的结果，并将 CIAO 患者的基线资料与参加 ISCHEMIA 试验的 1079 名患者的基线资料进行比较。尽管 CIAO 患者未发生 CAD，但 CIAO 和 ISCHEMIA 的患者在负荷试验中有相似的局部缺血结果。参加 CIAO 的 INOCA 患者发生心绞痛的频率更高，在这些患者中，

有 17％的人每周至少发作 1 次心绞痛，而在 ISCHEMIA 的 CAD 患者中，这一比例仅为 4％。在近 1 个月中，CIAO 研究的患者发生心绞痛的可能性更高。CIAO 的 INOCA 患者中有 41％在近 1 个月未出现过心绞痛，而 ISCHEMIA 的 CAD 患者则为 62％。1 年后，50％的 CIAO 患者的负荷超声心动图恢复正常，有 45％的患者的结果与基线相同或恶化。42％的患者心绞痛症状得到了改善，而有 14％的患者症状发生恶化，平均控制心绞痛的药物数量保持不变。1 年后负荷超声心动图结果的变化与 1 年后症状的变化无关。

无论是否患有阻塞性冠状动脉疾病，接受负荷超声心动图检查后参加 ISCHEMIA 试验的患者缺血程度和心绞痛发作频率均相似。在伴或不伴冠状动脉疾病患者中，缺血程度与心绞痛发作频率并无关联。

（山西省心血管病医院　安　　健

山西医科大学　陈泽宇）

（三）2020 ACC PRECOMBAT 研究：
左主干冠状动脉病变患者 PCI 与 CABG 治疗比较

2020 年 3 月 30 日 ACC 虚拟会议公布了 PRECOMBAT 研究结果。PRECOMBAT 研究是一项前瞻性、多中心、开放性、非劣性的随机对照研究，该研究纳入 2004 年至 2009 年来自韩国 13 个中心的 600 例无保护左主干冠状动脉病变的患者，将其随机分为冠状动脉旁路移植术（CABG）组和 PCI 组，进行血运重建，中位随访时间为 11.3 年。

研究结果显示，PCI 组和 CABG 组主要不良心脑血管事件（MACCE）包括死亡、心肌梗死（MI）、脑卒中或缺血，发生率无显著性差异（PCI 组为 29.8％，CABG 组为 24.7％；HR=1.25；95％CI：0.93 ～ 1.69）；死亡、MI 或脑卒中的发率分别为：PCI 组 18.2%，CABG 组 17.5%（*HR*=1.00；95%*CI*：0.70 ~ 1.44）；任何原因死亡的发生率：PCI 为 14.5%，CABG 为 13.8%（*HR*=1.13；95%*CI*：0.75 ~ 1.70）；缺血性 TVR：PCI 占 16.1%，CABG 占 8.0%（*HR*=1.98；95%*CI*：1.21 ~ 3.21）。68% 的 PCI 患者和 70% 的 CABG 患者实施了完全血运重建。CABG 组中有 94% 的患者使用左乳内动脉进行冠状动脉旁路移植，PCI 组中约 75% 的患者和 CABG 组中约 71% 的患者进行了冠状动脉左主干的血运重建，合并 3 支血管病变者占 41%。

　　研究提示，对于左主干冠状动脉疾病的患者，PCI 组与 CABG 组远期死亡率相似，但 PCI 组缺血事件发生率显著高于 CABG 组。

（山西省心血管病医院　柴晓红　徐继尧）

（四）2020 ACC TAILOR-PCI 试验：基因检测个体化 抗血小板治疗方案究竟能否帮助改善 PCI 患者预后

　　2020 年 3 月 28 日，ACC 虚拟线上会议发布了 TAILOR-PCI 试验结果，该试验是迄今为止最大的通过基因检测以指导 PCI 患者抗血小板治疗的临床试验，研究表明基因检测治疗组在 1 年内心血管事件减少了 34%，并未达到预期降低 50% 心血管事件的目标。

　　TAILOR-PCI 试验是一项开放标签、国际性、多中心试验，共纳入 5302 例因急性冠脉综合征（ACS）或稳定型冠心病行 PCI 治疗的患者。患者被随机分至基因检测治疗组或常规治疗组。基因检测治疗组中，有 35% 的患者存在 *CYP2C19* 基因突变，这部分患者给予替格瑞洛 90mg 每日 2 次，无基因突变的患者则给予氯吡格雷 75mg 每日 1 次。常规治疗组患者均给予氯吡格雷。主要研究终点为 PCI 术后 1 年内心血管性死亡、心肌梗死、卒中、支架血栓形成和严重复发缺血。次要研究终点为 TIMI 定义的大出血或小出血事件。

研究发现，基因检测治疗组未能达到 PCI 术后第 1 年内缺血事件减少 50% 的既定目标，但 1 年时这些不良事件减少 34%。在携带基因突变的患者中，基因检测治疗组有 35 例（4%）出现研究终点，常规治疗组有 54 例（5.9%）（*HR*=0.66; 95% *CI*: 0.43～1.02；*P*=0.56）。PCI 术后 3 个月，多种缺血事件显著减少，基因检测治疗组缺血事件的发生风险降低 40%。两组在出血事件发生率方面无显著统计学差异。

PCI 术后患者二级预防中，阿司匹林和 P2Y12 受体抑制剂组成的双联抗血小板治疗是基石。但是，相关研究表明，具有 *CYP2C19* 遗传变异的患者无法完全代谢氯吡格雷，降低了药物的有效性，且更容易发生血栓和严重的不良心血管事件。这样的患者需要接受替代抗血小板药物治疗。而简单易行的基因检测可以识别患者是否携带异常。与会者认为，虽然该研究未达到预期降低 50% 心血管事件的目标，但为今后基因检测靶向治疗提供了充分的理论依据。

（山西省心血管病医院　宋晓健）

（五）2020 ACC β 受体阻滞剂使用剂量对心肌梗死后患者心血管预后的影响

2020 年 3 月，ACC 虚拟线上会议发布的一项研究结果显示：与使用高剂量 β 受体阻滞剂的患者相比，使用低剂量 β 受体阻滞剂治疗的患者心血管预后并无显著统计学差异。对心肌梗死（MI）患者使用 β 受体阻滞剂，目前指南没有推荐特定剂量。此外，现有数据表明，临床实践中的处方剂量普遍低于临床试验中使用的靶剂量，这是否会对患者的预后产生不利影响呢？

本研究纳入了 2006 年至 2015 年的 97 575 例心肌梗死患者，出院时即开始使用 β 受体阻滞剂治疗。约有 1/3（33 126 例）

的患者出院前使用 β 受体阻滞剂剂量 ≥ 50% 的靶剂量，而 2/3（66.1%）的患者 < 50% 的靶剂量。该试验旨在研究心肌梗死患者 β 受体阻滞剂的使用剂量是否与心血管事件有关。

研究结果显示，与使用 < 50% 靶剂量的患者相比，接受 ≥ 50% 靶剂量治疗的患者在出院 1 年内全因死亡或再梗死的主要复合终点相似（HR=1.03；95% CI：0.99 ～ 1.08）。事实上，当将卒中、心房颤动或心力衰竭住院患者纳入复合终点时，使用 β 受体阻滞剂 ≥ 50% 靶剂量的患者比 < 50% 靶剂量的患者风险增加（HR=1.08；95% CI：1.04 ～ 1.12）。对患者进行了 5 年的随访，得到了类似的结果，低 β 受体阻滞剂剂量的患者心血管预后没有明显差异。研究的各个亚组，包括心肌梗死后发生心力衰竭的患者，结果也一致。

该研究提示，与高 β 受体阻滞剂剂量的患者相比，低 β 受体阻滞剂剂量的患者心血管预后并没有明显统计学差异。这些结果表明，进一步研究心肌梗死后 β 受体阻滞剂的使用剂量，并且进行新的临床试验是有必要的。

（甘肃省人民医院　曹云山

甘肃中医药大学　邓明君）

（六）2020ACC CABG 后行 CTO-PCI：患者预后更差

冠状动脉旁路移植术（CABG）是冠状动脉复杂病变患者首选的血运重建方法。CABG 后动脉粥样硬化过程往往更加快速，多达 46% 的旁路原位血管发生慢性完全闭塞（CTO）。大隐静脉（SVG）桥血管闭塞后经皮冠状动脉介入治疗（PCI）的失败率也很高。尽管医疗器械和操作技术水平已有很大提升，CABG 术后行 CTO-PCI 仍具有极大的挑战难度。

2020 年 3 月，ACC 虚拟线上会议分项了一项荟萃分析，比较了既往行 CABG 的 CTO 患者和未行 CABG 的 CTO 患者之间

PCI 的院内结局。共入选四项观察性研究共计 8131 例患者（8544 处病变），其中 2163 例患者（2236 处病变）曾行 CABG 治疗，5968 例患者（6308 处病变）未行 CABG 治疗。

CABG 史的患者具有较低的操作成功率、透视时间较长、应用对比剂更多、住院死亡率更高、冠状动脉穿孔和心肌梗死发生率更高的特点，但心脏压塞发生率较低。两组急性脑血管事件和血管并发症的发生率相似。

具有 CABG 史的患者预后较差可能是由于这部分患者年龄更大、合并症更多、病变更复杂导致的。旁路血管中的 CTO 钙化程度更高，导致手术失败的风险也更高。CABG 史的患者行 CTO 介入治疗时往往需要采用逆向 CTO 技术，这一点或许也与较差的临床预后相关。

鉴于具有 CABG 史的患者 CTO PCI 的复杂程度更高，这些操作应由经验丰富的 CTO 操作人员在经验丰富的中心进行，如果一旦出现并发症，他们可以立即进行治疗。对于多支血管病变的患者，强烈建议通过侵入性生理或影像学评估确保病变行 CABG 的必要性。由于临床上无法确保 SVGs 的畅通时间，故 CABG 后 CTO-PCI 可能是无法避免的，会导致更差的临床预后。考虑全动脉移植或先对原位 RCA 或 LCX 行 PCI，联合 LAD 动脉移植的杂交手术方案或许会是一个不错的解决方法，但这一方法还有待开展更多的研究予以论证。

（首都医科大学附属北京安贞医院　师树田　李庆祥

北京中医药大学附属三院　王　冠

河北衡水市人民医院　宋俊迎）

三、抗凝及抗血小板治疗进展

（一）2020 ACC ENAVLE 研究：瓣膜术后口服艾多沙班在预防血栓栓塞及大出血方面不劣于华法林

2020 年 3 月，ACC 虚拟线上会议发布了 ENAVLE 试验结果。ENAVLE 试验首次将外科生物瓣膜置换术后直接口服抗凝剂与华法林进行比较，结果表明，瓣膜术后口服艾多沙班在预防血栓栓塞及大出血方面不劣于华法林。

ENAVLE 研究是一项单中心、前瞻性、随机、开放标签的非劣效临床试验，旨在比较外科瓣膜置换术 / 瓣膜修补术后服用艾多沙班与华法林的疗效差异。该研究中，220 例行二尖瓣和（或）主动脉瓣接受生物瓣膜置入术或瓣膜修复术的患者被随机分配到艾多沙班组（肌酐清除率为 30 ～ 50ml/min 或体重为 ≥ 60kg，每日口服 60mg 或每日 30mg 艾多沙班）或华法林组（INR 值维持在 2.0 ～ 3.0）治疗 3 个月。

主要疗效终点是死亡、临床血栓栓塞事件（脑卒中、心肌梗死、症状性瓣膜血栓、肺栓塞、深静脉血栓或全身栓塞）和心腔内血栓（CT 扫描或超声心动图检测到的心腔内亚临床瓣叶血栓）。艾多沙班组无一例患者出现疗效终点事件，华法林组有 4 例患者（3.67%）出现该事件，在这 4 例患者中，其中 1 例患者发生心肌梗死，3 例患者发生心腔内血栓。

根据 ISTH 标准，主要安全性终点是出血，艾多沙班组有 3 例患者（2.75%）（2 例胃肠道出血，1 例心包出血），华法林组 1 例（颅内出血，0.92%）。

结果显示，艾多沙班组有 3 例患者（2.75%）出现临床结局，而华法林组有 5 例（4.59%），试验的非劣效性为 8%。ENAVLE 试验为艾多沙班用于心脏瓣膜术后患者的抗凝治疗提供了证据，艾多沙班在预防生物瓣膜植入或修复术后前 3 个月血栓栓塞和大出血方面不劣于华法林，术后早期可以使用艾多沙班替代华法林抗凝治疗。但该研究样本量较小，纳入标准较为宽泛，没有设定是否合并心房颤动及手术种类，仅为单中心开放实验，可能存在选择偏倚，终点事件较少。目前口服 NOAC 的循证证据仍然不足，临床应用尚有距离，需要进一步临床研究来获得更多的证据支持。

（山西省心血管病医院　董　晋　李　俐）

（二）2020 ACC VOYAGER PAD 研究：利伐沙班在外周动脉疾病血管重建术后的应用

2020 年 3 月 28 日 ACC 虚拟线上会议上发布了 VOYAGER PAD 研究结果：与仅服用阿司匹林的安慰剂组相比，每日 2 次服用 2.5mg 利伐沙班联合每日 100mg 阿司匹林的患者发生严重不良肢体和心血管事件的风险明显降低；TIMI 大出血发生率无明显增加，ISTH 大出血发生率增加。

以往研究已经确定了利伐沙班联合阿司匹林对稳定的 PAD 和 CAD 患者的疗效，但对于下肢血运重建后有症状的外周动脉性疾病患者，利伐沙班的疗效和安全性尚不确定。

该研究是一项随机、双盲、对照试验，共纳入 6564 名因外周动脉性疾病行下肢血运重建术患者，随机分配至利伐沙班组（2.5mg，每日 2 次）联合阿司匹林组（3286 人），或安慰剂联合阿司匹林组（3278 人）。主要疗效终点是急性肢体缺血、血管原因导致的严重截肢、心肌梗死、缺血性脑卒中或心血管原因导致的死亡的综合结果。主要安全性终点是根据 TIMI 分类定义的大出血，次要安全性终点是根据 ISTH 分类定义的大出血。

主要疗效终点：利伐沙班组的严重不良肢体和心血管事件风

险显著降低，利伐沙班组与安慰剂组的 3 年发病率分别为 17.3%和 19.9%（*HR*=0.85；*P*=0.009）。主要安全终点：利伐沙班组的 TIMI 大出血风险没有显著增加，3 年发病率分别为 2.65% 和 1.87%（*HR*=1.43；*P*=0.07）；此外，利伐沙班组的颅内出血事件数量较少（0.60% vs. 0.90%；*HR*=0.78）、致命性出血无增加（0.21% vs. 0.21%；*HR*=1.02）。次要安全终点：利伐沙班组的 ISTH 大出血风险增加，3 年发病率 KM 估计分别为 5.94% 和 4.06%（*HR*=1.42；*P*=0.007）。

与仅服用阿司匹林的安慰剂组相比，利伐沙班联合阿司匹林组患者发生急性肢体缺血、血管原因导致的严重截肢、心肌梗死、缺血性脑卒中或心血管原因导致的死亡的风险明显降低；TIMI 大出血、致命性出血的发生率无明显增加，颅内出血事件数量较少，ISTH 大出血的发生率增加。

（山西省心血管病医院　郭彦青

山西医科大学　王　朝）

（三）2020 ACC COMPASS：利伐沙班在糖尿病患者中获益更大

2020 年 3 月 28 日，ACC 虚拟线上会议介绍了 COMPASS 试验之糖尿病子集的临床研究结果，表明低剂量利伐沙班加阿司匹林的双途径抑制对糖尿病等高危患者具有更为显著的临床效果。

该研究是一项随机对照试验，分析了利伐沙班预防冠状动脉疾病或外周动脉疾病患者主要心血管事件发生的临床效果。在 COMPASS 试验中，共有 18 278 名患者被随机分为利伐沙班联合阿司匹林治疗组和单纯阿司匹林治疗组。其中，6922 名患者在基线检查时伴有糖尿病，11 356 名患者不伴糖尿病，研究单用利伐沙班、利伐沙班联合阿司匹林或单用阿司匹林在降低稳定型冠心病（CAD）或外周动脉疾病（PAD）患者心肌梗死、脑卒中及心血管死亡风险方面的疗效与安全性。

研究结果显示，阿司匹林联合利伐沙班组（2.5mg，每日2次）与总体人群相比，糖尿病患者全因死亡率降低至原来的1/3，在心血管事件终点上获益更大。在有糖尿病和无糖尿病的患者中，利伐沙班联合阿司匹林组与安慰剂加阿司匹林组在心血管死亡、心肌梗死（MI）或脑卒中的复合终点中，相对风险是一致的，糖尿病患者的风险比为0.74，非糖尿病患者的风险比为0.77。

由于糖尿病亚组基线风险较高，这些患者在3年的主要疗效终点（2.3% vs 1.4%）和全因死亡率（1.9% vs 0.6%）的绝对风险比高于未合并糖尿病的患者。

糖尿病患者利伐沙班的绝对净临床效益（MI、卒中、心血管死亡或出血导致死亡或重要器官有症状性出血）高于非糖尿病患者（糖尿病组发生不良事件的风险降低2.7%，非糖尿病组降低1.0%）。

COMPASS试验表明利伐沙班在糖尿病患者中获益更大。今后仍需对利伐沙班的使用剂量进行深入研究，以使糖尿病患者获得更多的临床效益。

（山西省心血管病医院　王海雄　李　军）

（四）2020 ACC PRONOMOS 研究：外科手术后利伐沙班在预防 VTE 方面优于依诺肝素

2020年3月29日，ACC虚拟线上会议公布了PRONOMOS试验的结果，研究表明外科手术后利伐沙班在预防静脉血栓栓塞（VTE）方面优于依诺肝素。

PRONOMOS试验是一项国际双盲、随机对照研究，共纳入3604例手术后具有VTE中等风险的患者，即正在接受下肢非大型骨科手术的患者，包括跟腱修复、膝关节手术、胫骨或踝部骨折等手术，以及需要进行血栓预防超过2周的任何其他手术，或根据临床指南推荐进行抗凝的髋部骨折手术，随机分为两组，利伐沙班组（n=1809；给予 10mg 利伐沙班口服和皮下注射安慰剂治疗）和依诺肝素组（n=1795；皮下注射 4000U 的依诺肝素，并口服安慰剂，均为每日 1 次）。VTE 的主要终点是治疗期间有症状的远端或近端深静脉血栓形成、肺栓塞或 VTE 相关死亡的综合症状，或治疗结束时无症状的近端深静脉血栓形成。

结果显示，利伐沙班组 1661 例患者中有 4 例（0.2%）发生了重大 VTE 事件，依诺肝素组 1640 例患者中有 18 例（1.1%）（OR=0.25；95%CI：0.09 ～ 0.75；非劣效 $P < 0.001$；优越性 P=0.01）。利伐沙班组和依诺肝素组之间的出血发生率没有显著统计学差异（出血发生率分别为 1.1% 和 1.0%，大出血发生率分别为 0.6% 和 0.7%）。

这说明利伐沙班在骨科手术患者中预防 VTE 的效果优于依诺肝素。由于该研究人群多为年轻人，中位年龄为 41 岁，因此尚不清楚本研究结果是否可以推广到老年患者，有待于更多临床证据证实。

（山西省心血管病医院　武　丽　徐继尧）

（五）2020 ACC　PCSK9 抑制剂可显著降低静脉血栓栓塞及主动脉狭窄风险

2020 年 3 月，ACC 虚拟线上会议公布了 FOURIER 研究和 ODYSSEY OUTCOMES 研究结果，显示 PCSK9（9 型前蛋白转化酶枯草杆菌蛋白酶/kexin)抑制剂可显著降低静脉血栓栓塞(VTE）及主动脉狭窄风险。胆固醇水平与静脉血栓栓塞风险之间的关系尚不确定。研究旨在探索 PCSK9 抑制作用对 VTE 风险的影响及其潜在机制，并评估 PCSK9 抑制剂在具有临床和遗传风险的亚组的疗效。

FOURIER 试验是一项关于依洛尤单抗（瑞百安）的研究，

对超过 27 500 名患者静脉血栓栓塞事件进行分析。ODYSSEY OUTCOMES 试验是关于阿利西尤单抗（Praluent，赛诺菲公司）的研究，对近 19 000 名患者的静脉血栓栓塞事件进行了分析。采用多元分析方法分析 2 种 PCSK9 抑制剂对静脉血栓栓塞、主动脉狭窄事件的影响，及其与血液中 Lp（a）脂蛋白水平、低密度脂蛋白胆固醇水平的关系。

研究表明，FOURIER 研究中依洛尤单抗治疗组静脉血栓栓塞事件的发生率较安慰剂组显著下降了 29%，在 ODYSSEY OUTCOMES 试验中阿利西尤单抗组静脉血栓栓塞事件较安慰剂组降低 33%。此外，对 FOURIER 研究进行回顾分析，结果表明使用依洛尤单抗治疗的患者主动脉狭窄发生率较安慰剂组降低约 34%。多元分析表明，PCSK9 抑制剂降低静脉血栓栓塞及主动脉狭窄作用与其降低血液中 Lp（a）脂蛋白水平有关，而与低密度脂蛋白胆固醇水平无明显关系。对于 Lp（a）脂蛋白水平较高的患者，依洛尤单抗治疗可使其 Lp（a）水平降低 33mol/L，静脉血栓栓塞风险降低 48%（$HR=0.52$；$95\%CI$：$0.30 \sim 0.89$；$P=0.017$）。但对于基础 Lp（a）水平低的患者，依洛尤单抗治疗使其 Lp（a）减少了 7μmol/L，而且对其静脉血栓栓塞事件风险未产生影响。

PCSK9 抑制剂可显著降低静脉血栓栓塞和主动脉狭窄的发生率或严重程度，该作用与其降低血液中 Lp(a)脂蛋白水平有关，而与低密度脂蛋白胆固醇水平无明显关系。

（山西省心血管病医院　冯　英　武　丽　徐继尧）

（六）2020 ACC TWILIGHT–COMPLEX 研究：复杂 PCI 术后 3 个月替格瑞洛单药治疗的疗效与安全性评估

2020 年 3 月，ACC 虚拟线上会议上公布了 TWILIGHT–COMPLEX 研究结果：在接受复杂 PCI 治疗的患者中，经过 3 个月的替格瑞洛加阿司匹林的双联抗血小板治疗（DAPT）后，应用替格瑞洛单药治疗比双联抗血小板治疗出血事件风险更低，而缺血事件并未明显增加。

2019 年 TCT 会议上公布的 TWILIGHT 研究表明，在接受 PCI 的患者中，术后予以阿司匹林联合替格瑞洛治疗 3 个月后，予以替格瑞洛单药治疗，与继续 DAPT 相比，出血风险明显降低，而缺血事件风险并未增加。然而，对于接受复杂 PCI 的高风险亚组人群，替格瑞洛单药治疗的效果和安全性仍待明确。本项研究的目的是明确在复杂 PCI 术后应用替格瑞洛单药治疗的效果。

本研究共纳入 2342 例接受复杂 PCI 治疗的患者，PCI 术后应用替格瑞洛联合阿司匹林双联抗血小板治疗 3 个月，若无终点事件发生，则在保持替格瑞洛治疗 1 年的基础上，将这些患者按照 1 ：1 随机分配至安慰剂组或阿司匹林组。复杂 PCI 至少符合以下一项定义：需要处理 3 支血管病变；需要处理大于或等于 3 处病变；置入支架总长度超过 60mm；分支病变需要置入双支架；病变需要旋磨；需要处理左主干病变；需要接受冠状动脉旁路移植术或开通慢性完全闭塞病变。研究的主要出血终点为 BARC 2 型、3 型或 5 型出血，主要缺血终点为全因死亡、心肌梗死（MI）或脑卒中的复合终点。

主要出血终点：与替格瑞洛 + 阿司匹林相比，替格瑞洛 + 安慰剂 BARC 2、3 或 5 型出血发生率显著降低（4.2% vs 7.7%，$HR=0.54$，95%CI：0.38 ～ 0.76，$P < 0.000\ 1$），BARC 3 或 5 型出血发生率也显著降低（1.1% vs 2.6%，$HR=0.41$，95%CI：0.21 ～ 0.80，$P=0.009$）。

主要缺血终点：两组在全因死亡、心肌梗死或脑卒中方面无明显差异（3.8% vs 4.9%，$HR=0.77$，95%CI：0.52 ～ 1.15，$P=0.20$）；支架血栓方面无明显差异（0.4% vs 0.8%，$HR=0.56$，95%CI：0.19 ～ 1.67，$P=0.30$）。

在复杂冠状动脉疾病患者中，替格瑞洛联合阿司匹林治疗 3

个月后接受替格瑞洛单药治疗的患者与继续给予替格瑞洛联合阿司匹林治疗的患者相比，其临床出血事件的发生率明显降低，而其全因死亡、心肌梗死或脑卒中风险并未增加。

（山西省心血管病医院急诊科　宋晓健　雒瑞军）

（七）2020 ACC TWILIGHT-DM 研究：糖尿病患者接受 PCI 治疗 3 个月后应用替格瑞洛单药治疗的有效性及安全性评估

2020 年 3 月 30 日，ACC 会议公布了 TWILIGHT-DM 研究的结果：在接受 PCI 治疗的糖尿病患者中，经过 3 个月的替格瑞洛加阿司匹林的双联抗血小板治疗（DAPT）后，应用替格瑞洛单药治疗比双联抗血小板治疗出血事件风险更低，而缺血事件并未明显增加。

2019 年 TCT 会议上公布的 TWILIGHT 研究表明，在接受 PCI 的患者中，术后予以阿司匹林联合替格瑞洛治疗 3 个月后，予以替格瑞洛单药治疗，与继续 DAPT 相比，出血风险明显降低，而缺血事件风险并未增加。然而，对于经 PCI 术的糖尿病患者而言，替格瑞洛单药治疗的有效性和安全性仍待明确。本研究的目的是明确糖尿病患者进行 PCI 术治疗后应用替格瑞洛单药治疗的效果。

本研究是 TWILIGHT（替格瑞洛联合阿司匹林或替格瑞洛单独用于 PCI 术后高危患者）试验糖尿病队列的分析。本研究共纳入 2620 名高危糖尿病患者（平均年龄 64.8 岁），PCI 术后应用替格瑞洛联合阿司匹林双联抗血小板治疗 3 个月后，在保持替格瑞洛治疗 1 年的基础上，将患者按 1∶1 随机分配至安慰剂组或阿司匹林组。研究的主要出血终点为 BARC 2 型、3 型或 5 型出血，主要缺血终点为全因死亡、心肌梗死（MI）或脑卒中的复合终点。

主要出血终点：与替格瑞洛 + 阿司匹林相比，替格瑞洛 + 安慰剂 BARC 2、3 或 5 型出血发生率显著降低（4.5% vs.6.7%；$HR=0.65$，$95\%CI$：$0.47 \sim 0.91$，$P=0.012$）。主要缺血终点：两组在全因死亡、心肌梗死或脑卒中方面无明显差异（4.6% vs. 5.9%；$HR=0.77$，$95\%CI$：$0.55 \sim 1.09$，$P=0.14$）。在整个试验人群中，对于原发性出血或缺血终点，糖尿病状态和治疗组之间没有显著的相互作用。

在接受 PCI 治疗的糖尿病患者中，替格瑞洛联合阿司匹林治疗 3 个月后，接受替格瑞洛单药治疗的患者与继续给予替格瑞洛联合阿司匹林治疗的患者相比，其临床出血事件的发生率明显降低，而其全因死亡、心肌梗死（MI）或脑卒中风险并未增加，这为糖尿病等高危患者抗血小板药物治疗策略的选择提供了循证医学证据。

（山西省心血管病医院急诊科　宋晓健　雒瑞军）

（八）2020 ACC VOYAGER PAD 研究：
周围动脉病变介入术后利伐沙班加阿司匹林
治疗基础上联用氯吡格雷无任何获益

2020 年 3 月 ACC 虚拟线上会议发布了 VOYAGER PAD 研究，结果表明对于周围动脉病变患者行介入术后，在利伐沙班加阿司匹林的治疗基础上联用氯吡格雷并无任何获益。

VOYAGER PAD 是一项前瞻性、随机化、双盲、大规模全球性试验，纳入 6564 例入组前 10 天内成功接受下肢血运重建术（包括旁路手术、血管腔内介入治疗）的症状性外周动脉疾病（PAD）患者，按 1 : 1 比例随机分配至双通道抗栓组（利伐沙班 2.5mg，每日 2 次联合阿司匹林 100mg，每日 1 次）或安慰剂联合阿司匹林（100mg，每日 1 次）治疗组。根据血运重建术类型及是否联用氯吡格雷，患者被进一步分为 3 组：①旁路手术组；②血管腔内治疗联用氯吡格雷组；③血管腔内治疗不联用氯吡格雷组。其中 2/3 的患者进行了血管腔内介入治疗，在接受氯吡格雷治疗的患者中，91% 进行了血管腔内介入治疗。

在 28 个月的中位随访期间，联用氯吡格雷并没有进一步降低五项主要终点事件（急性肢体缺血、血管原因的主要截肢、心肌梗死、缺血性卒中和心血管死亡）的发生率。在服用氯吡格雷的患者中，同时使用利伐沙班和阿司匹林治疗的患者主要终点发生率为 16.0%，而仅使用阿司匹林的患者发生率为 18.3%，相对风险度降低 15%。在未联用氯吡格雷的患者中，利伐沙班加阿司匹林方案的主要终点发生率为 18.7%，仅用阿司匹林方案的主要终点发生率为 21.5%，相对风险降低 14%。结果显示，联用氯吡格雷似乎增加了出血发作率，特别是依据国际血栓和止血协会（ISTH）标准的大出血发生率，在单用阿司匹林的患者中，从不含氯吡格雷治疗的 3.3% 上升到联用氯吡格雷的 4.9%，而在服用利伐沙班加阿司匹林的患者中，这些大出血发生率从不含氯吡格雷的 5.4% 上升到联用氯吡格雷的 6.5%。

进一步分析显示，在利伐沙班加阿司匹林治疗的患者中，与治疗 30 天或更短时间的患者相比，联用氯吡格雷治疗超过 30 天导致的出血风险大大增加。作为三联方案的一部分，联用氯吡格雷 30 天以上的患者，在 180 天的随访中，主要 ISTH 出血率为 3.0%，相比之下，阿司匹林联用氯吡格雷的患者出血率为 0.9%，组间差异为 2.1%。相反，在联用氯吡格雷 30 天或更短时间的亚组中，两个治疗组之间的主要 ISTH 出血率差异为 0.7%。

以上数据表明，对于接受血管腔内介入治疗的 PAD 患者，在利伐沙班和阿司匹林治疗的基础上，联用氯吡格雷的价值值得怀疑，但增加出血风险是肯定的。因此，在没有明确获益的情况下，应尽量减少或避免三联抗栓，以降低出血风险。

（山西省心血管病医院 王 飞 吴 彤）

（九）2020 ACC CARAVAGGIO 研究：阿哌沙班治疗癌症相关静脉血栓栓塞不劣于低分子肝素

基于 OKUSAI VTE 和 SELECT-D 试验的临床研究数据，指南建议使用低分子肝素治疗与癌症相关的静脉血栓栓塞，但也支持使用依多沙班和利伐沙班作为替代药物。但在这两项研究中，均观察到胃肠道癌症患者的出血风险有所增加。

2020 年 3 月 30 日，ACC 虚拟线上会议公布了 CARAVAGGIO 研究结果，该研究是一项多国参与、前瞻性、随机、开放标签、盲法终点评估、非劣效性临床试验研究，是评估癌症相关血栓栓塞性疾病治疗方式中规模最大的研究。研究表明，口服阿哌沙班与皮下注射低分子肝素钠治疗癌症相关静脉血栓栓塞（VTE）同样有效，而且不会增加大出血风险。

CARAVAGGIO 研究共纳入 1170 名患者，纳入标准为：近期诊断有症状的或偶发急性近端深静脉血栓的癌症患者，或并发有肺栓塞的癌症患者，患者被随机分配至阿哌沙班组或低分子肝素钠组。阿哌沙班组口服阿哌沙班，患者接受持续 7 日的每日 2 次、10mg/ 次的起始治疗，以及后续每日 2 次、5mg/ 次的维持治疗，低分子肝素钠组皮下注射，接受持续 1 个月的每日 1 次、200U/kg 的起始治疗，以及后续每日 1 次、150U/kg 的维持治疗，两组的治疗时间均持续 6 个月，研究的主要终点为复发性静脉血栓，主要安全性终点为大出血事件。

结果显示，阿哌沙班组 576 例患者中 32 例患者（5.6%）发生 VTE，低分子肝素钠组 579 例患者中有 46 例患者（7.9%）发生 VTE（$HR=0.63$，$95\%CI$：$0.37 \sim 1.07$；非劣效 $P < 0.001$，优势 $P = 0.09$）。阿哌沙班组有 22 例（3.8%）出现大出血，低分子肝素钠组有 23 例（4.0%）出现大出血（$HR=0.82$；$95\%CI$：$0.40 \sim 1.69$；$P = 0.60$）。阿哌沙班组 11 例（1.9%）出现消化道大出血，

11 例（1.9%）出现非消化道大出血；低分子肝素钠组 10 例（1.7%）出现消化道大出血，13 例（2.2%）出现非消化道大出血。阿哌沙班组和低分子肝素钠组均无致死性出血。

本研究提示口服阿哌沙班在治疗癌症相关 VTE 方面不逊于皮下注射的低分子肝素钠，口服药物所致出血部位主要是泌尿生殖道和上呼吸道，胃肠道出血概率并未增加，CARAVAGGIO 研究结果拓宽了符合口服直接抗凝治疗条件的癌症相关血栓形成患者的适用范围。

（山西医科大学　　陈泽宇

山西省心血管病医院　　刘旭文）

（十）2020 ACC TICO 研究：ACS 患者 PCI 术后单独应用替格瑞洛安全有效，能挑战指南吗？

2020 年 3 月 ACC 会议发布了一项 TICO 试验，该试验是继 TWILIGHT 试验之后第二项支持 PCI 术后替格瑞洛单药抗血小板治疗的研究。研究显示了在支架置入术后 3 个月停止使用阿司匹林并继续使用替格瑞洛单药治疗的安全性和有效性。

TICO 试验在韩国 38 个中心共纳入 3056 例急性冠状动脉综合征患者（ACS）（平均年龄 61 岁），所有患者均接受了 PCI 和第二代超薄生物可降解聚合物涂层西罗莫司洗脱支架（Biotronik）的支架置入术。受试者在接受替格瑞洛和阿司匹林双联抗血小板治疗（DAPT）治疗 3 个月后，随机分配至继续接受 DAPT 治疗或单独使用替格瑞洛治疗。

主要研究终点为死亡、心肌梗死（MI）、脑卒中、支架内血栓形成、血运重建或在 12 个月时发生的 TIMI 大出血。替格瑞洛组有 3.9% 的患者发生终点事件，而继续接受 DAPT 的患者中有 5.9% 发生终点事件，危险比为 0.66（P=0.01）。随机分组后 3 个月，复合终点事件发生率有显著差异。替格瑞洛单药治疗组的复合终点率为 1.4%，而 DAPT 组的复合终点率为 3.5%（$HR=0.41$；$P=0.001$）。

在 1 年时，替格瑞洛单药治疗组大出血风险小于 DAPT 组，替格瑞洛单药治疗组的 TIMI 大出血发生率为 1.7%，而 DAPT 组为 3%（$HR=0.56$；$P=0.02$）。两组的缺血事件发生率无显著差异，替格瑞洛单独治疗组在 1 年时的死亡率、MI、脑卒中、支架血栓形成或再次血运重建率为 2.3%，而 DAPT 组为 3.4%（$P=0.09$）。

与会者认为，3 个月 DAPT 后替格瑞洛单药治疗比目前推荐的基于替格瑞洛的 12 个月 DAPT 治疗可显著降低不良事件发生风险，此外，该试验还提示最新的第二代药物洗脱支架可能具有较高的安全性。但是该研究的局限性是排除了出血风险较高的患者（如 ≥ 80 岁以上患者，过去 1 年内患有脑卒中或有脑出血的患者，过去 6 个月内的手术或脑外伤），而这些患者在接受支架置入治疗的人群中占比达到 40% 左右，对于这些患者如何选择治疗方案，还有待明确。

（首都医科大学附属北京安贞医院　师树田
阜外医院　曹芳芳　中国医科大学航空总医院　彭俟波）

四、血脂代谢研究进展

（一）2020 ACC SPARCL Trial 阿托伐他汀
可减少近期有脑卒中或短暂性脑缺血发作史患者的
首次血管事件和总血管事件

2020 年 ACC 会议上发表了 SPARCL 试验的结果：阿托伐他汀可降低近期脑卒中或短暂性脑缺血发作患者的总血管事件和首次血管事件，其中阿托伐他汀的总血管事件预防数量是首次血管事件预防数量的 2 倍多。

他汀类药物治疗虽可降低有症状缺血性脑血管病患者首次血管事件的风险，但患者仍有发生后续事件的持续风险，既往研究表明，他汀类和非他汀类药物治疗的脂质修饰作用有利于减少已确诊动脉粥样硬化疾病和急性冠状动脉综合征患者的总血管事件。然而，在患有脑血管疾病但无临床明显冠心病的患者中，他汀类药物减少总血管事件的作用尚未确定。

这项研究的目的是评估所有（首次和后续）血管事件的发生情况，以及阿托伐他汀在减少脑血管、冠状动脉或外周动脉事件方面的效果。

研究共纳入 4731 位 LDL-C 在 100 ～ 190mg/dl、既往无冠心病史、6 个月前发生过脑卒中或 TIA 的患者，将其随机分为阿托伐他汀组（80mg，1 次 / 日）和安慰剂组。患者在随机分组后 1、3、6 个月进行了随访，此后每 6 个月进行一次随访。本研究主要分析首次和总血管事件发生率，即非卒中性血管死亡、非致死性心肌梗死、不稳定型心绞痛、住院心绞痛或心肌缺血、心搏骤停后的复苏、冠状动脉、颈动脉或外周血运重建及重大外周血管疾病，非血管性死亡发生率。总事件的额外分析是按血管区域进行的，包括脑血管事件、冠状动脉事件和外周动脉事件。

阿托伐他汀组和安慰剂组的中位 LDL-C 基线水平分别为 132（116，148）mg/dl，132（116，149）mg/dl；第 3 个月的 LDL-C 水平为 58（48，71）mg/dl 和 132（117，151）mg/dl，第 1 年时为 61（50，76）mg/dl 和 131（113，150）mg/dl，第 4 年时为 66（53，88）mg/dl 和 124（104，144）mg/dl。研究发现第 3 个月时 LDL-C ≥ 100mg/dl 的患者中约 90% 为安慰剂组，LDL-C 与血管事件之间的关系较弱；LDL-C < 100mg/dl 的患者主要为阿托伐他汀组，LDL-C 与血管事件关系密切，LDL-C 越低风险越小。

安慰剂组每 100 名参与者中约有 41.2 例首次血管事件和 62.7 例总血管事件。阿托伐他汀可将首次血管事件减少 164 例，其中脑血管事件减少 86 例，冠状动脉事件减少 65 例，外周血管事件减少 13 例；首次血管事件减少 27%（$HR=0.73$，$P < 0.001$）。

与安慰剂组相比，阿托伐他汀组将总血管事件减少 390 例，其中脑血管事件减少 177 例（降低 24%，$HR=0.76$，$P < 0.001$）；冠状动脉事件减少 170 例，（降低 46%，$HR=0.54$，$P < 0.001$）；外周血管事件减少 43 例（降低 44%，$HR=0.56$，$P=0.014$）。总血管事件减少 32%（$HR=0.68$，$P < 0.001$），在第 1 年阿托伐他汀可将总血管事件减少 10%（$HR=0.90$，$P=0.19$），此后几年可将总血管事件减少 40%（$HR=0.60$，$P < 0.001$）。避免总血管事件数量是避免首次血管事件数量的 2 倍以上，总血管事件发生风险下降 32%（$HR=0.68$，$P < 0.001$）。

研究还显示阿托伐他汀对各临床亚组均有一定益处。其中在安慰剂组中糖尿病组患者的血管事件发生率约为 98.7%，阿托伐他汀组可将这种血管事件风险降低 50%（$HR=50%$）。

此外，本研究发现，脑卒中和 TIA 是最常见的血管事件类型，占总血管事件的 60%。冠状动脉事件在全部事件中也占很大一部分，包含非致死性心肌梗死、不稳定型心绞痛、需住院治疗的心绞痛或局部缺血和血运重建。

在近期脑卒中或短暂性脑缺血发作的患者中，阿托伐他汀预防的总血管事件数量是首次血管事件的 2 倍多。总血管事件预防量为衡量阿托伐他汀在降低脑卒中或短暂性脑缺血发作后疾病的总体临床疗效提供了一个全面的指标。

（山西医科大学　王　朝

山西省心血管病医院　胡志强）

（二）2020 ACC REDUCE-IT 研究：
EPA 水平与心血管疾病的关系

2020 年 3 月 30 日，ACC 虚拟线上会议发布了 REDUCE-IT 研究，结果表明服用处方鱼油二十碳五烯酸乙酯（IPE）的患者较少发生心血管事件和死亡，这可能与血液中 ω-3 脂肪酸二十碳五烯酸（EPA）的升高有关。

REDUCE-IT 研究共纳入了来自 11 个国家 473 个中心的 8179 例进行他汀治疗的患者，随机分为 IPE 组（4 g/d）和安慰剂组。入选患者均患心血管疾病或合并糖尿病，150mg/dl ＜空腹三酰甘油水平 ≤ 500mg/dl，40mg/dl ＜ LDL-C ≤ 100mg/dl。主要研究终点为心血管死亡、非致命性心肌梗死、非致命性卒中、冠状动脉血运重建和不稳定型心绞痛住院。

中位随访时间为 4.9 年。随访 1 年后，与安慰剂组相比，IPE 组 EPA 水平增加 38.6%（从 26 μg/ml 增加至 144 μg/ml），二十二碳六烯酸（docosahexaenoic acid, DHA）水平降低 2.9%（P=0.001 5）。

该研究还分析了 EPA 与其他心血管疾病之间的关系。安慰剂组 1 年内终点事件发生率为 5% ～ 6%，将 IPE 作为一级预防用药，可降低约 10% 心血管事件风险，而作为二级预防用药可降低近 20% 心血管事件风险，表明 EPA 水平与心血管事件发生率呈负相关。将研究数据进行 Pooled 分析，这种强烈的负相关仍然成立。

该研究 IPE 给药方式为 2g，每日 2 次，而既往临床研究中的给药剂量低于 4 g/d 或使用 DHA 和 EPA 的混合制剂，因此，既往相关研究多为阴性结果，难以体现干预效果。EPA 有稳定细胞膜的作用，因此对于预防心血管疾病是有效的。与会者认为该研究开创了一个全新的心血管治疗时代，也为 IPE 作为一级和二级预防药物提供了更多证据，但关于 EPA 降低增心血管疾病风险的作用机制尚需进一步研究。

（山西省心血管病医院　苗状状　张竹林）

（三）2020 ACC 新型降脂药物可以降低
HoFH 患者低密度脂蛋白水平

2020 年 3 月 30 日，ACC 虚拟线上会议发布了一项随机对照试验——ODYSSEY HoFH 研究，结果表明依洛尤单抗可显著降低 HoFH 患者 LDL-C 水平，并同时降低其他血脂水平，且总体安全性和耐受性良好。

依洛尤单抗是一种全人源 IgG1 型单克隆抗体，作为前蛋白转化酶枯草溶菌素 Kexin-9（PCSK9）抑制剂，能结合 PCSK9 并抑制循环型 PCSK9 与 LDLR 的结合，从而阻止 PCSK9 介导的低密度脂蛋白受体降解。ODYSSEY HoFH 研究首次评估了该药物对 HoFH 患者的疗效和安全性。

研究纳入了 69 例 HoFH 患者，以 2 : 1 的比例随机分为每 2 周皮下注射依洛尤单抗组（注射 12 周）和安慰剂注射组。所有患者均维持常规的降胆固醇药物治疗和其他治疗，如他汀类、依折麦布、洛美他派和低密度脂蛋白单采，但未服用其他PCSK9 抑制剂。该研究的主要目的是观察应用依洛尤单抗皮下注射 12 周后，与安慰剂相比，能否降低 LDL-C。次要研究目的是：①评估依洛尤单抗对其他血脂的影响，包括载脂蛋白（Apo）A-1 和 B、非高密度脂蛋白胆固醇（Non-HDL-C）、总胆固醇（TC）、Lp（a）、HDL-C 和三酰甘油（TG）；②评估HoFH 患者使用依洛尤单抗的安全性和耐受性；③评估依洛尤单抗在 HoFH 患者中的药代动力学；④评估依洛尤单抗药物抗体的形成。

研究结果显示，12 周时，服用依洛尤单抗患者的平均LDL-C 水平降低 26.9%，而安慰剂组的 LDL-C 水平上升了 8.6%。早在第 4 周时就观察依洛尤单抗可显著降低 LDL-C，这一现象持续到 12 周。安慰剂组揭盲后，给予依洛尤单抗，LDL-C 也持续下降，并于第 18 周时趋于平稳。与其他形式的高胆固醇血症相比，HoFH 患者对依洛尤单抗治疗的 LDL-C 反应更为多变。不同基因型患者 LDL-C 降低程度不同，对于复合杂合子和双杂合子，依洛尤单抗治疗效果尤为显著。12 周时，与安慰剂组相比，依洛尤单抗组 TC 下降 26.5%，ApoB 平均下降 29.8%，Non-HDL-C 平均下降 32.9%，Lp（a）平均下降 28.4%。研究期间未发生与治疗相关的不良事件。

ODYSSEY HoFH 是迄今为止最大的针对 HoFH 患者的随机对照干预试验。该试验结果表明依洛尤单抗可显著降低 HoFH 患者的 LDL-C 水平，并同时降低其他血脂水平，且总体安全性和耐受性良好。虽然依洛尤单抗降脂作用对于不同基因型 HoFH 患者呈现多样性，但是，与通过血液透析清除胆固醇和肝脏移植治疗 FoFH 相比，药物治疗更加便捷、经济和无创，因此，该研究结果为药物治疗 HoFH 患者高胆固醇血症带来了希望。

（山西省心血管病医院　庞工力　张智彪）

（四）2020 ACC ODYSSEY HoFH 研究：
Alirocumab 显著降低成人纯合子家族性高胆固醇血症
患者 LDL-C 水平，总体安全性和耐受性良好

纯合子家族性高胆固醇血症（HoFH）是一种罕见的常染色体显性遗传代谢病，由于低密度脂蛋白胆固醇（LDL-C）分解代谢关键基因突变引起严重的高胆固醇血症，并导致动脉粥样硬化，现有的药物很难控制。2020 年 3 月 30 日 ACC 虚拟会议上公布了迄今为止最大的 HoFH 患者的随机对照干预试验 –ODYSSEY HoFH 研究结果。该研究结果表明，阿利西尤单抗（Alirocumab）显著降低 HoFH 患者 LDL-C 水平，总体安全性和耐受性良好，为 HoFH 患者高胆固醇血症治疗带来了新的希望。

ODYSSEY HoFH 是一项随机、双盲、平行安慰剂对照研究，旨在评估阿利西尤单抗治疗 HoFH 患者的疗效和安全性。

该研究入选了 69 例 HoFH 患者；以 2：1 的比例随机分配，其中 45 例患者为阿利西尤单抗治疗组，24 例为安慰剂组。所有患者均维持常规的胆固醇药物和治疗。12 周后，两组参与者均给予阿利西尤单抗治疗。

主要研究目标为：与安慰剂相比，应用阿利西尤单抗治疗，LDL-C 水平较基线降低的百分比。次要研究目标为：阿利西尤单抗皮下注射对其他脂质参数的影响，包括载脂蛋白（Apo）B、Apo A-1 和非高密度脂蛋白胆固醇(Non-HDL-C)、总胆固醇(TC)、LDL-C 降低 30% 和 50% 的患者比例、Lp（a）、HDL-C、三酰甘油（TG）；评估 HoFH 应用阿利西尤单抗皮下注射的安全性和耐受性；评估阿利西尤单抗皮下注射在 HoFH 参与者中的药代动力学；评估阿利西尤单抗抗体的形成。

主要研究结果如下。

12 周时，阿利西尤单抗皮下注射组平均 LDL-C 水平降低

26.9%，而安慰剂组的 LDL-C 水平上升了 8.6%；接受阿利西尤单抗治疗的患者 LDL-C 的平均绝对降低量为 62.8mg/dl。

12 周时，阿利西尤单抗组 TC 下降 26.5%、ApoB 平均下降 29.8%、Non-HDL-C 平均下降 32.9%、Lp（a）平均下降 28.4%。12 周时，LDL-C 降低 30% 的比例：阿利西尤单抗组为 57.1%，对照组为 4.2%，LDL-C 降低 50% 的比例：阿利西尤单抗组为 26.7%，对照组为 0。阿利西尤单抗耐受性良好，未发生与治疗相关的严重不良事件。

相对于安慰剂，阿利西尤单抗的 LDL 降低了 35.6%。这项为期 12 周的双盲试验共纳入 69 名 HoFH 成年人，以 2：1 的比例随机分配给 PCSK9 抑制剂，每 2 周一次或安慰剂，剂量为 150mg，同时与他汀类药物和其他药物联合应用。入选患者的基线 LDL 很高（平均接近 300mg/dl），以至于他们在添加 PCSK9 抑制剂后残留的 LDL 仍远高于目标。

不过，研究者强调，对于患有这种难以治疗的疾病的患者，LDL 降低 63mg/dl 仍具有临床意义。"我们没有让大多数患者达到目标，但我们肯定是在使他们更接近目标。许多患者仍需要不依赖 LDL 受体上调的进一步疗法，例如脂蛋白单采血液分离术。"

在接受阿利西尤单抗的患者中，有 57% 的患者在 12 周时 LDL 降低了至少 30%，而 27% 的患者降低了 50% 或更多。阿利西尤单抗对其他动脉粥样硬化脂质具有有益作用：脂蛋白（a）比基线降低约 20%，载脂蛋白 B 降低 23%，非 HDL 胆固醇降低 25%。

（首都医科大学附属北京安贞医院

师树田　孙晓冬　刘飞

航空总医院　于　娟）

五、心力衰竭研究进展

（一）2020 ACC HFpEF 的未解之谜：
LVEF 为 45% ～ 57% 的患者及女性 HFpEF 患者
应用沙库巴曲缬沙坦治疗获益更多

射血分数保留的心力衰竭（HFpEF）在心力衰竭患者中所占比例越来越高，HFpEF 具有普遍性、致死性和异质性，且缺乏有效的治疗方法，是临床实践中面临的一大挑战。2020 年 3 月 ACC 会议公布的 PARALLAX 研究结果表明，LVEF 在 45% ～ 57% 的患者及女性 HFpEF 患者应用沙库巴曲缬沙坦治疗获益更多，此外，沙库巴曲缬沙坦也可降低 HFpEF 患者的 NT-proBNP 水平。

PARAGON-HF 研究旨在探讨沙库巴曲缬沙坦与缬沙坦相比，对慢性 HFpEF 患者疗效和安全性的差异，以及 NT-proBNP 水平变化与预后之间的关系。

PARAGON-HF 试验纳入 4796 例射血分数保留的心力衰竭患者，采用随机双盲的试验方法，分为沙库巴曲缬沙坦组和缬沙坦组，中位随访时间为 34 个月，主要终点事件包括总（首次和复发）心力衰竭住院和心血管死亡。

沙库巴曲缬沙坦组发生主要终点事件的相对风险降低了 13%，但无统计学意义（$P=0.058$）。然而性别分组后发现，在占研究人群 50% 以上的女性中，沙库巴曲缬沙坦组的获益更大，与服用缬沙坦相比，相对风险降低了 27%。在男性中，与服用缬沙坦相比，沙库巴曲缬沙坦组发生主要终点的风险增加 3%。

基线 NT-proBNP 越高，主要终点事件发生的可能性越大。

沙库巴曲缬沙坦降低 NT-proBNP 的程度在男性和女性中相似，例如，在 16 周时，男性降低了 20%，女性降低了 18%。NT-proBNP 的降低与主要终点事件的降低有关，60% 的患者 NT-proBNP 水平下降，与 NT-proBNP 水平上升的患者相比，终点事件发生率降低了 23%。LVEF 为 45%～57% 的患者的主要终点事件发生率比 LVEF ≥ 58% 的患者低 22%。HFpEF 患者无论 LVEF > 57% 还是 LVEF < 45%，沙库巴曲缬沙坦降低 NT-proBNP 的水平相当。

本研究提示，LVEF 为 45%～57% 的患者及女性 HFpEF 患者能够从沙库巴曲缬沙坦治疗中获益更多。PARAGON-HF 研究将为 HFpEF 的精准治疗提供了重要指导。

（山西省心血管病医院　李　俐　宋立忠）

（二）2020 ACC VICTORIA 研究：维利西呱是治疗难治性高危心力衰竭患者的新希望

不久前，面对心力衰竭尤其是失代偿期高危心力衰竭患者时，临床医生还会感叹缺乏新的药物治疗方案。如今，一种新型的药物在一项大型随机对照试验（VICTORIA 研究）中取得了阳性结果，其与任何已批准的心力衰竭药物的作用机制均不同。这一新型药物即维利西呱（Vericiguat），它是一种可溶性鸟苷酸环化酶（sGC）激动剂，在调节 NO 和生成 cGMP 中发挥重要作用。

VICTORIA 研究旨在评估维利西呱在近期心力衰竭恶化的 HFrEF 患者中的疗效和安全性。该研究为一项随机、双盲、安慰剂对照Ⅲ期临床试验，在全球 42 个国家开展，共纳入 5050 例 NYHA 心功能分级Ⅱ～Ⅳ级、左心室射血分数（LVEF）< 45%、接受标准心力衰竭治疗、近期因心力衰竭恶化住院或需要静脉输注利尿剂、BNP 或 NT-proBNP 升高的高危心力衰竭患者。

入选患者按 1 : 1 随机分为两组，在指南推荐的治疗之外，分别接受维利西呱（目标剂量 10mg/d）或安慰剂治疗。主要终点事件：心血管死亡，第一次因心力衰竭住院。次要终点：心血管死亡，第一次因心力衰竭住院，总心力衰竭住院（包括第一次及以后的住院），全因死亡或第一次因心力衰竭住院的复合终点，全因死亡。平均随访 10.8 个月。临床不良事件包括症状性低血压和晕厥。

结果显示，维利西呱组 33.6% 的患者、安慰剂组 37.8% 的患者发生主要终点事件（HR：0.90，95%CI 0.82～0.98，P=0.019），绝对事件减少 4.2/100 人年，见表 1。两组中，分别有 38.3% 和 42.4% 的患者因心力衰竭住院（HR：0.91，95%CI：0.84～0.99，P=0.023），12.9% 和 13.9% 的患者出现心血管死亡（HR：0.93，95%CI：0.81～1.06，P=0.269），16.0% 和 16.9% 的患者出现全因死亡（HR：0.95，95%CI：0.84～1.07，P=0.377）。此外，在安全性方面，维利西呱比安慰剂更容易引起症状性低血压（9.1% vs 7.9%，P=0.12）和晕厥（4.0% vs 3.5%，P=0.30），维利西呱组贫血的发生率高于安慰剂组（7.6% vs 5.7%），两组的严重不良事件发生率相当（32.8% vs 34.8%）。维利西呱组未出现电解质紊乱或肾功能不良事件。

表 1 每 100 人年的事件发生率和相对风险

终点	维利西呱组（n=2526）	安慰剂组（n=2524）	HR（95% CI）；P 值
主要终点	33.6	37.8	0.90（0.82～0.98）；0.019
心血管死亡	12.9	13.9	0.93（0.81～1.06）；0.269
第一次心力衰竭住院	25.9	29.1	0.90（0.81～1.00）；0.048
总的心力衰竭住院	38.3	42.4	0.91（0.84～0.99）；0.023
任何原因死亡	16.0	16.9	0.95（0.84～1.07）；0.377

（山西省心血管病医院　王　飞　吴　彤）

（三）2020 ACC CARDI 研究：青年时期测量的体内
生物标志物或可预测射血分数保留心力衰竭事件的发生率

射血分数保留的心力衰竭（HFpEF）的自然病史在很大程度上尚待探索。2020 ACC 虚拟线上会议公布了一项基于 CARDIA 研究开展的观察性研究，其结果显示：在青年时期检测的 2 个与内皮激活有关的生物标志物，可以预测中年时的亚临床心肌变化，这些变化又预示着以后是否可能发生 HFpEF。两种炎症标志物——细胞黏附分子 E- 选择素和细胞间黏附分子 -1（ICAM-1）的升高可能提示内皮激活，也是目前诊断 HFpEF 的标志物。

CARDI 研究是基于中青年人冠状动脉危险因素研究（CARDIA 研究）开展的，该研究从 1985 年开始，从美国 4 个城市纳入了 2285 名 18 ～ 30 岁的白种人和美籍非裔，于随访第 7 年和第 15 年对细胞黏附分子 E- 选择素和 ICAM-1 的水平进行了测量，并于第 30 年行超声心动图检查。

研究对象在年龄、种族、性别、每日吸烟、体重指数、收缩压、降压药物使用、糖尿病、总胆固醇、血清肌酐、CARDIA 研究中心和图像质量评分等方面均衡可比。超声心动图显示左心室整体纵向应变（GLS）减少代表亚临床左心室（LV）重构不良。研究结果表明，第 7 年（$P < 0.001$）和第 15 年（$P=0.002$）检测的 E- 选择素水平升高与超声心动图 LV GLS 恶化显著相关；第 15 年的 ICAM-1 的升高也与超声结果相关（$P=0.004$）；ICAM-1 从第 7 年到第 15 年的变化也具有预测性（$P=0.03$）。

由于目前对 HFpEF 发病机制的认识已从高血压引起的左心室超负荷转变为肥胖引起的心肌炎症，因此，该研究检测了 HFpEF 患者左心室活检标本中内皮细胞黏附分子的表达，并与心力衰竭（HF）、射血分数降低心力衰竭（HFrEF）和主动脉狭窄患者的标本进行了比较，结果显示 HFpEF 患者心肌活检标本中 ICAM-1 和 E- 选择素的表达水平明显高于 HFrEF 和主动脉狭窄患者。

研究显示，青年时期血液中两种炎症标志物——细胞黏附分子 E- 选择素和 ICAM-1 的升高是内皮激活的迹象，细胞黏附分子升高与中年时期左心室收缩功能下降有关，这些发现提示内皮细胞活化与亚临床 HFpEF 有关，可作为 HFpEF 的生物标志物，该研究证实了这两种生物标志物在 HFpEF 病理生理过程中的作用。

（山西省心血管病医院　安　健
山西医科大学　陈泽宇）

（四）2020 ACC 有心力衰竭病史的稳定型缺血性
心脏病患者优选介入治疗还是非手术治疗？

2020 年 3 月，ACC 虚拟线上会议公布了 ISCHEMIA 试验，其结果表明对于患有稳定型冠状动脉疾病、中度或严重缺血和左心室射血分数（LVEF）> 35% 的患者来说，与非手术治疗相比，介入治疗（可行血管造影和血管重建及内科治疗）并不能够降低患者心血管事件或全因死亡的风险。

ISCHEMIA 研究比较了有心力衰竭（HF）或左心室功能不全（LVD）（定义为既往 HF 或随机测量 LVEF < 45%）史的患者与无心力衰竭/LVD 史的患者的心血管结局事件。平均随访 3.2 年。研究共纳入 5179 名中、重度缺血患者，随机分配至介入治疗组和非手术治疗组。其中 398 例（7.7%）患者有 HF/LVD 病史，这些患者比无 HF/LVD 病史的患者有更多的并发症，尤其是心肌梗死（MI）、脑卒中和高血压史。ISCHEMIA 的主要终点为心血管死亡、非致命性心肌梗死、不稳定型心绞痛住院、心力衰竭或心搏骤停。研究结果显示，对于 HF/LVD 病史的患者，介入治疗患者比非手术治疗的患者的主要终点风险低（17.2% vs 29.3%）。

与总的试验结论一致，无 HF/LVD 病史患者的主要终点组间无差异（$P=0.055$）。当将 LVEF 作为连续变量分析时，HF/LVD 组和非 HF/LVD 组的主要结局也出现了类似的结果。

　　该研究提示，稳定型缺血性心脏病合并 HF/LVD 病史的患者进行非手术治疗获益更大，这一发现为临床医生治疗高危患者提供了决策依据。

（甘肃省人民医院　曹云山
甘肃中医药大学　邓明君）

六、心房颤动研究进展

（一）2020 ACC 适度补充蛋白质可降低心房颤动风险

心房颤动（AF）是较为常见的心律失常，其患病率和死亡率逐年升高。尽管有充分的证据表明蛋白质摄入量与冠状动脉疾病和脑卒中之间存在关联，但蛋白质摄入量与心房颤动之间的关系尚不明确。2020 美国 ACC 虚拟线上会议公布的研究结果显示，女性在每日推荐蛋白质摄入量基础上，额外补充适量蛋白质有助于降低心房颤动的风险。

该研究旨在探讨蛋白质摄入量与心房颤动之间的关系。研究分析了参加健康妇女倡议的 99 554 名年龄中位数为 64 岁的绝经妇女的数据，排除存在心律失常和数据缺失的妇女。蛋白质摄入量来源于膳食调查问卷，并通过尿氮方法进行校准。采用自评量表评价体力活动。采用多变量 Cox 比例风险回归分析校正后的蛋白质摄入量与心房颤动之间的关系，校正因素包括年龄、种族、教育程度、体育活动、BMI、吸烟、饮酒、高血压、高脂血症、糖尿病、冠状动脉和外周动脉疾病及心力衰竭。

受试者每日蛋白质摄入量中位数为 66g，在 10 年随访期间，有 21 258 名（21.3%）女性发生了心房颤动。调整校正因素后，与最低蛋白质摄入量 < 58g/d 的女性相比，摄入量为 58 ～ 66g/d（HR：0.932；P =0.001）和 66 ～ 74g/d（HR：0.932；P < 0.001）的女性发生心房颤动的风险显著降低，而摄入量 > 74g/d（HR：0.951，P=0.186）的女性，获益不明显。不同体力活动水平并没有显著改变蛋白质摄入对心房颤动的影响。

本研究结果表明摄入更多的蛋白质不仅有助于增强女性体

质，还可能对心血管有益处，有助于减少心房颤动、脑卒中和心力衰竭的发生。与会专家建议女性在每日推荐基础上多摄入 10～20g 蛋白质，如鸡胸肉或三文鱼、一杯酸奶或 2 个鸡蛋，但是奶酪汉堡和其他饱和脂肪酸、胆固醇、含糖量高的食物不建议多吃，此外，公众需要有更多的营养知识和教育。

（山西省心血管病医院　邢雪琴　李　俐）

（二）2020 ACC AUGUSTUS 研究：ACS 或 PCI 后，心房颤动患者服用阿司匹林获益极低

在 AUGUSTUS 研究中，近期发生急性冠脉综合征（acute coronary syndrome, ACS）或接受经皮冠状动脉介入治疗（percutaneous coronary intervention, PCI）的心房颤动（简称房颤）患者，应用安慰剂的出血风险要小于阿司匹林。然而，安慰剂组患者的缺血事件发生率更高。因此，这项分析旨在评估阿司匹林与安慰剂随时间变化的风险和收益。

AUGUSTUS 试验是一项随机、双盲、安慰剂对照试验，采用 2×2 析因设计，评估了双联抗栓治疗（不用阿司匹林）对出血风险高且同时存在心肌梗死、卒中和血栓风险人群的有效性和安全性。该试验的入组条件为发生 ACS 事件或行 PCI 术后的房颤患者，共纳入了来自 33 个国家的 4614 名患者，所有患者均接受抗血小板 P2Y12 抑制剂治疗，超过 92% 的患者在基线时服用氯吡格雷，其他患者服用了普拉格雷或替格瑞洛。患者首先被随机分配至阿哌沙班或华法林组，随后再次被随机分配至阿司匹林或安慰剂组，所有患者均接受 6 个月治疗。研究的主要终点是：在 6 个月的治疗期内发生的大出血或临床相关的非大出血事件。次要终点是：住院或死亡的复合事件，以及死亡和缺血的复合事件。

从随机分组至 30 天，阿司匹林组大出血事件率为 2.11%，

安慰剂组为 1.14 %（绝对差异为 0.97 %，95 % CI：0.23 ～ 1.70）；阿司匹林组心血管死亡、心肌梗死、支架血栓形成或卒中的复合终点事件发生率为 1.66 %，而安慰剂组为 2.57 %（绝对差异为 –0.91 %，95% CI：–1.74 ～ 0.08）。自随机后 30 天至 6 个月，阿司匹林组大出血事件率为 3.71 %，安慰剂组为 2.45 %（绝对差异为 1.25 %，95 % CI：0.23 ～ 2.27）；阿司匹林组心血管死亡、心肌梗死、支架血栓形成或卒中的复合终点事件发生率为 3.82%，安慰剂组为 3.99 %（绝对差异 –0.17 %，95 % CI：–1.33 ～ –0.98）。氯吡格雷 + 华法林 + 阿司匹林治疗组出血事件发生率最高（18.5%），氯吡格雷 + 阿哌沙班 + 安慰剂治疗组发生率最低（7.3%）。

使用阿哌沙班代替维生素 K 拮抗剂可显著减少出血事件及死亡 / 住院复合终点事件，但两组的缺血和死亡复合终点事件发生率无明显差异。在整个研究中，阿司匹林和安慰剂组的缺血事件发生率无明显差异，而阿司匹林增加了出血事件的发生。

（山西医科大学　　陈泽宇

山西省心血管病医院　　刘旭文）

（三）2020 ACC/WCC：Marshall 静脉
无水乙醇化学消融：心房颤动消融的新工具

持续性心房颤动的导管消融效果欠佳，单次手术成功率较低，经常需要重复手术，而 Marshall 静脉（VOM）包含促纤颤神经支配和心房颤动触发灶，并且位于二尖瓣峡部，对二尖瓣峡部依赖的心房扑动至关重要，因此成为改善消融结果的诱人靶点。2020 年 ACC 大会发布的一项研究表明：在持续性心房颤动（AF）导管消融术中向 VOM 注射无水乙醇可以改善消融结果。

本研究纳入了 343 名症状性持续性心房颤动（持续超过 7 天）患者，这些患者至少对一种抗心律失常药物不敏感。研究对象被随机分配到单独导管消融组（n=158）或同时经 VOM 注射无水乙醇组（n=185）。考虑到手术失败的可能性，VOM 组患者数比对照组多 15%。研究主要终点为单次手术和停用抗心律失常药物 3 个月后，未出现超过 30 秒的心房颤动或房性心动过速。

VOM 组（49.2%）术后 1 年达主要终点比例显著高于导管消融组（38%）。按照治疗方案分析，两组患者达主要终点比例之间的差异具有统计学意义（51.6% vs 38.0%，HR：0.57，P=0.015）。6 个月和 12 个月的零心房颤动负荷比例在 VOM 组和对照组分别为 78.3% 和 67.9%（P=0.011）。对于不良事件液体超负荷而言，VOM 组有 14 例（7.5%），而对照组有 2 例（1.2%）。

本项研究显示，Marshall 静脉无水乙醇化学消融具有治疗心房颤动的潜力，并且这项技术可以被学习和推广，为心房颤动患者带来了新的希望。

（山西省心血管病医院　王　飞　陈　洁　王　浩）

七、结构性心脏病研究进展

（一）2020 ACC POPULAR-TAVR 试验：有长期抗凝指征的 TAVR 术后患者单纯 OAC 优于 OAC 联合氯吡格雷

2020 年 3 月 29 日 ACC 会议上发布了 POPULAR-TAVR 试验结果不一：有长期抗凝指征的 TAVR 术后患者，单纯口服抗凝剂（OAC）治疗的严重出血发生率显著低于 OAC 联合氯吡格雷，且血栓栓塞风险并未增加。

TAVR 术有并发严重出血及卒中的风险，与此同时，心房颤动在接受 TAVR 治疗的患者中很常见，此类患者需长期口服抗凝剂。TAVR 术后抗血小板治疗的基本目的是降低血栓栓塞并发症的风险，但出血风险的权衡尚未得到很好的研究。本试验正是为了验证有长期抗凝指征的 TAVR 术后的患者应用 OAC 联合氯吡格雷的有效性与安全性。

本试验纳入了 313 名有长期抗凝指征（主要是心房颤动）的 TAVR 术后患者，平均年龄约为 81 岁，其中 45.4% 为女性。以 1∶1 的比例随机分为单独 OAC 治疗组与 OAC 联合氯吡格雷（75mg/d，3 个月）治疗组，随访时间 1 年。主要终点是 1 年内的出血和符合 BARC-4 标准的非操作相关出血事件；次要终点是 1 年内由心血管原因、非手术相关出血、卒中或心肌梗死引起死亡的复合事件（次要终点 1），以及由心血管原因、缺血性脑卒中或心肌梗死引起死亡的复合事件（次要终点 2）。

主要终点：① OAC 组与 OAC 联合氯吡格雷组出血率分别为 21.7% 和 34.6%（*RR* 0.63，*P*=0.01），大多数出血事件发生在 TAVR 手术部位；② OAC 组与 OAC 联合氯吡格雷组"非程序性出血"发生率分别为 21.7% 和 34.0%（$RR\ 0.64$，$P=0.02$）。

次要终点：① OAC 组与 OAC 联合氯吡格雷组次要终点 1 的发生率分别为 31.2% 和 45.5%（$RR\ 0.69$）；② OAC 组与 OAC 联合氯吡格雷组次要终点 2 的发生率分别为 13.4% 和 17.3%（$RR\ 0.77$）。

本研究显示在接受口服抗凝治疗的 TAVR 患者中，1 年内单纯口服抗凝剂治疗的严重出血发生率低于口服抗凝加氯吡格雷治疗。

（山西省心血管病医院　安　健

山西医科大学　王　朝）

（二）2020 ACC MitralClip Expand 研究：
新一代 MitralClip NTR/XTR 系统在真实世界中对
原发性二尖瓣反流（MR）患者的安全性和有效性

MitralClip 技术是在外科缘对缘二尖瓣修复技术的启发下，使用一个特制的二尖瓣夹合器，经股静脉进入，穿刺房间隔，进入左心房及左心室，在三维超声及 DSA 引导下，使用二尖瓣夹合器夹住二尖瓣前、后叶的中部，使二尖瓣在收缩期由大的单孔变成小的双孔，从而减少二尖瓣反流。2020 年 3 月 30 日，ACC 会议上发布了 MitralClip Expand 研究，该研究探讨了新一代 MitralClip NTR/XTR 系统在真实世界中对原发性二尖瓣反流（MR）患者的安全性和有效性。

研究纳入 2018 年 4 月至 2019 年 6 月在美国、欧洲或中东地区接受 MitralClip 治疗的原发性或二级 MR 患者共 1041 例，其中 835 例患者有翔实的超声影像图。该研究集中分析了其中的 422 名患者（平均年龄 79.5 岁），这些患者少有 3 级或混合型 MR，基于部位评估，他们的平均胸外科学会（STS）置换评分为 7.3%，平均 STS 修复评分为 5.5%。在该研究中，27.7% 的原发性 MR 患者二尖瓣反流降至无或微量，86.9% 降至 1 级或更低，97.3% 降至 2 级或更低。

研究中 194 例患者使用 MitralClip XTR，146 例使用 NTR，有 80 例患者合并使用两者。在非复杂二尖瓣和复杂二尖瓣解剖中使用的夹子类型没有差异，但在复杂解剖中使用 XTR 和 NTR 夹子可以实现更大的 MR 复位（P =0 .03）。三组器械组的 MR 基线严重程度有显著差异，严重 MR 患者使用更多的 XTR 夹（单独使用或与 NTR 一起使用）。夹子置入和急性手术成功率分别为 99.5% 和 94.5%，中位住院时间为 1 天。与此相比，在 2017 年经导管瓣膜治疗（TVT）登记研究中，急性手术成功率为 91.8%，中位住院时间为 2 天。

研究随访 30 天内，有 10 人死亡（2.4%），5 人脑卒中（1.2%），4 人因设备相关并发症接受手术治疗（0.9%）。该研究中患者未发生心肌梗死。8 例患者（1.9%）确认为单叶瓣装置附着，1 例患者（0.2%）确认为单叶瓣撕裂或穿孔。30 天时，仅使用 XTR 组的跨瓣压差从 2.51mmHg 增加到 3.51mmHg，仅使用 NTR 组的跨瓣压差从 2.31mmHg 增加到 3.89mmHg，XTR/NTR 组的二尖瓣梯度从 2.71mmHg 增加到 3.99mmHg。

根据以上结果，研究者认为，对于叶瓣较长的患者，倾向于使用 XTR，而对于叶瓣较短、病变受限、瓣膜口面积较小的患者，则倾向于使用 NTR。

（山西省心血管病医院　王海雄　李　军）

（三）2020 ACC 低危二叶式主动脉瓣狭窄患者在 TAVR 术中获益

经导管主动脉瓣置换术（TAVR）是外科手术中危或术后早期死亡率较高患者的标准治疗方法，近年来已被证实在低危患者中同样能达到非劣效性结果。既往大型 TAVR 临床研究均未纳入二叶式主动脉瓣患者。2020ACC 虚拟线上会议公布了 Medtronic 低风险二叶式主动脉瓣研究的短期结果，该研究旨在评估在外科手术风险低及术后早期死亡率低的二叶式主动脉瓣患者中，自膨胀式人工瓣膜的安全性和有效性。

该研究是一项前瞻性、多中心、针对低风险二叶式主动脉瓣狭窄患者的研究，共纳入 150 名患者，纳入标准为行 TAVR 手术的低风险严重二叶式主动脉瓣狭窄患者，且所有二叶式主动脉瓣狭窄类型均包括在内。研究的主要终点是术后 30 天内死亡率或致残性卒中发生率。主要疗效终点：器械的成功置入。成功置入的标准为：无死亡且置入瓣膜位置正确，以及 18 小时至 7 天无中度或重度主动脉瓣反流的发生。研究的次要终点：瓣膜血流动力学、起搏器置入、瓣膜性心内膜炎、血栓形成、出血、心肌梗死、因主动脉瓣或主动脉相关问题再入院及患者的 NYHA 分级和 KCCQ 评价的生活质量。研究计划随访 10 年。

研究对象基线特征如下：平均年龄（70.3±5.5）岁，女性 48.0%，STS 评分（1.4±0.6）%，73.3% 患者有 NYHA Ⅰ/Ⅱ 症状。在手术后 30 天，仅有 1.3% 的患者出现死亡或致残性卒中。术后人工瓣膜置入成功率为 95.3%，结果反映出主要并发症、瓣膜不匹配或需要二次手术的发生率较低。绝大多数患者（99.3%）在手术后生存，96% 的患者瓣膜位置良好，轻度或无主动脉反流（瓣膜周围有渗漏）的患者占 100%。

短期研究结果显示：低风险二叶式主动脉瓣狭窄患者行 TAVR 术后，主要并发症，瓣膜不匹配或需要二次手术的发生率较低，对低风险二叶式主动脉瓣患者行 TAVR 术安全有效。

部分专家认为，这项研究确实表明使用 EVOLUT 瓣膜（自膨胀式人工瓣膜）对二叶式主动脉瓣狭窄患者行经导管主动脉瓣置换术（TAVR）达到了很好的早期效果，该瓣膜至少在早期对患者是可行、安全和有效的，而且血流动力学、腔旁漏率也非常好，但仍需长期随访观察。也有专家认为，该项研究是在 TAVR 手术经验丰富的医疗中心进行的，在手术经验不丰富的中心能否有如此高的成功率仍有待考证。

（山西省心血管病医院　宋晓健　亢小红）

（四）2020 ACC　STS/ACC TVT 注册研究：
开发了以患者为中心的 TAVR 新型综合测评模型

STS/ACC TVT 注册研究是目前最大的经导管瓣膜病治疗注册研究，该研究旨在评估经导管瓣膜置换或修复治疗在真实世界中的安全性及有效性。2020 年 3 月 ACC 线上虚拟会议上，研究者展示了一个基于 STS/ACC TVT 注册研究开发的以患者为中心的 TAVR 新型综合测评模型。

该研究纳入了 2015 年 1 月 1 日至 2017 年 12 月 31 日期间，因症状性主动脉瓣狭窄而在美国接受经股动脉 TAVR 治疗的所有患者；排除了结局变量和其他关键研究变量数据缺失 > 10% 的病例。

研究内容主要包括以下几种。①建立整体模型：即建立多层次多类别 Logistic 回归模型，用以估计一组医院特异性的优势比；比较医疗中心差异，类似于"获胜率"的元素，用 46 个协变量（包括基线 KCCQ 和步态速度）进行风险调整。②有效性评价：与各医疗机构真实状况进行比对，得到临床测评结果。③敏感性分析：排除 KCCQ 和步态速度指标后做分析，仅有 1 家医疗机构的测评结果发生变化。④可信度测试：可信度的 3 个主要影响因素为样本量、医疗机构本身的差异及测量误差。造成较差可信度的主要原因：事件发生率低，观察时间较短（1 ~ 3 年），样本量小的项目中心，各项目中心结果的差异性。不同医疗机构的每年 TAVR 手术量可能会影响测评模型的可信度。

该研究根据 30 天的结局及这些结局与 1 年死亡率和生活质量相关性的排序，开发了以患者为中心的 TAVR 新型综合测评模型。研究发现 TAVR 术后死亡率和主要并发症在不同水平医疗机构存在差异。该模型性能较高，即便纳入中小型医疗机构进行分析也具有中等以上的可信度。

（山西省心血管病医院　王日军　庞工力）

（五）2020 ACC 基于真实世界的 TAVR 质量评价体系开始运行

长期以来，美国政府希望通过 TAVR 术后患者的预后来评估 TAVR 的质量，而不是通过手术的数量，这一目标即将实现。美国政府将登记所有的 TAVR 患者，并根据由美国食品药品监督管理局授权，由美国心脏病协会和美国胸外科协会共同开发和制定的 5 项标准，来评估 30 天 TAVR 患者的预后。

该研究旨在评估 TAVR 手术的质量。数据的收集均来自项目本身，2021 年之内，STS/ACC 经导管瓣膜治疗注册中心将向公众提供 TAVR 的质量评价体系。该协会已面向公众为包括冠状动脉旁路移植术和急性心肌梗死在内的几种心脏病的治疗提供了评价体系。

研究人员表示，基于 30 天结果数据的新的复合指标适用于高风险病例，这种模式可以面向公众使用，其有效性经过了广泛验证。STS/ACC 经导管瓣膜治疗中心指导委员会委托开发了这个标准，并认为它值得推广使用，为制定这个标准。研究共收集了 2015—2017 年在 301 家医院接受经股动脉行 TAVR 治疗的 52 561 名患者，这些数据来自 556 家医院的 114 000 名患者，其中很多数据因为资料不够完整而无法使用。

该研究旨在设计一项以患者为中心的复合终点风险模型，研究纳入死亡率与四项主要并发症，除死亡率外，这些并发症与在堪萨斯城进行心肌病调查问卷中 1 年生存率和生活质量相关性最高，包括脑卒中、危及生命或致残的出血、急性肾损伤（Ⅲ期）

中～重度瓣周漏，这些结果对患者意义最大。

以这 4 项并发症出现及 30 天内死亡率计算这个项目的评分，在 52 561 名患者中，14% 的患者出现了至少其中一种严重结果。研究人员用 Logistic 回归模型对 46 个测量值进行调整，计算出每个指标相对于整个程序平均性能的表现。结果显示，34 家中心（11%）差于预期，25 家中心（8%）好于预期结果。

研究结果表示：该研究完成了一个以患者为中心的复合终点风险模型，不仅可以评价 TAVR 质量，甚至可以预估 TAVR 手术治疗效果。参会专家认为，这是评价 TAVR 质量的重要步骤，该标准非常受欢迎，在今后研究中希望延长随访时间至 1 年。

（山西省心血管病医院　张月安　赵　茹　谭丽娟）

（六）2020 ACC PARTNER 3 研究：低危患者 TAVR 术后第 2 年优势缩小

2020 年 3 月 29 日年美国 ACC 会议发布了 PARTNER 3 研究结果：TAVR 组与 SAVR 组相比，1 年随访结果显示明显优势，2 年随访结果表明优势缩小。

PARTNER 3 是一项前瞻性、多中心、随机对照研究，主动脉瓣狭窄低危患者经导管主动脉瓣置换术（TAVR）与外科主动脉瓣置换术（SAVR）相比，在全因死亡、卒中、再住院率等方面具有优势。基于随访数据，TAVR 患者与 SAVR 组相比，在术后 1 年、2 年的临床结果优于外科手术患者。

该研究共纳入 1000 名严重主动脉瓣性狭窄且胸外科医师协会风险评分（STS）低于 4% 的患者，对患者进行心胸外科学会风险评分，平均为 1.9%，并将他们随机分配到 TAVR 组（采用 Sapien3 球囊扩张式瓣膜）、SAVR 组。研究的主要复合终点包括全因死亡、卒中、再住院率。

TAVR 组中 8.5% 患者出现主要终点事件，SAVR 组 15.6%

的出现主要终点事件，TAVR 组相对风险降低 48%。2 年的随访结果表明，2 组的主要终点事件差距缩小了，但仍有统计学意义，TAVR 组主要终点事件发生率低于 SAVR 组（11.5% vs 17.4%），风险降低 37%。此外，在脑卒中方面，1 年的随访结果证实，TAVR 组显著低于 SAVR 组为（1.2% vs 3.3%），2 年的随访结果证明 TAVR 组为 2.4%，SAVR 组为 3.6%；死亡率方面，TAVR 组为 2.4%，SAVR 组为 3.2%，无统计学意义。2 年的随访结果显示 TAVR 组瓣膜血栓的发生率显著高于 SAVR 组（2.6% vs 0.7%），在第 1 年、第 2 年的随访过程中，瓣膜功能没有明显恶化。

PARTNER 3 研究显示，在低危患者中，1 年随访时 TAVR 组相比 SAVR 组显示出明显优势，2 年的随访结果表明优势缩小。PARTNER 3 研究将继续对患者进行为期 10 年的随访。

与会专家表示，对于患者群体，尤其是较年轻，低风险的患者而言，长期随访结果更为重要，因为低风险患者群体瓣膜使用时间更长，因此，瓣膜的耐久性至关重要。

（山西省心血管病医院　王海雄　郭李平）

（七）2020 ACC 经导管心脏瓣膜的合缝对齐对最终瓣膜方向和冠状动脉重叠的影响

2020 年 3 月 ACC 虚拟线上会议上发布了一项重要研究：TAVR 术后超过 30% ～ 50% 的患者会合并 1 支或 2 支冠状动脉重叠。初始 SAPIEN 3 按特定方向压接对合缝对齐没有影响，但 Evolut 和 ACURATE 的特定初始方向压接改善了合缝对齐。优化瓣膜排列以避免冠状动脉重叠在冠状动脉介入和 TAVR 瓣中瓣术中非常重要。

随着 TAVR 适应证的逐渐放宽，冠状动脉介入诊疗的入路管理、瓣膜使用寿命及经导管心脏瓣膜（THV）置入失败后瓣中瓣等问题已不容忽视。本研究的目的是评估 SAPIEN 3、Evolut 和 ACURET-neo 经导管心脏瓣膜的初始部署方向对其最终方向和与冠状动脉新合缝效果的影响。

该研究对 2016 年 3 月至 2019 年 9 月在 5 个中心接受 TAVR 手术的 828 例患者（483 例 SAPIEN 3、245 例 Evolut 和 100 例 ACURET-neo 瓣膜）进行 TAVR 前 CT 和程序性荧光检查分析。严重重叠是指新合缝和冠状动脉 0º ～ 20º 分离。SAPIEN3 有 1 个连合柱在 3 点、6 点、9 点、12 点卷曲。Evolut "帽" 标记和 ACURATE-neo 连合柱在部署时分为中后（CB）、内曲线（IC）、外曲线（OC）、中前（CF），并与最终定位匹配。

本研究共纳入 483 例植入 SAPIEN 3 瓣膜的患者，其压接方向及比例分别为：3 点钟方向 104 例（21.5%），6 点钟方向 126 例（26.1%），9 点钟方向 136 例（28.2%），12 点钟方向 117 例（24.2%），SAPIEN 3 压接方向对最终的合缝对齐无影响。冠状动脉重叠的风险为 LM 36.9%，RCA 38.7%，与 LM 和 RCA 同时重叠的发生率为 23.6%，与 1 个或 2 个冠状动脉重叠的发生率为 51.3%。由 SAPIEN 3 压接的不同方向引起的的 LM（P =0.71）、LM 和 RCA（P =0.19）、LM 和（或）RCA（P =0.10）的重度冠状动脉重叠发生率无明显差异。当 SAPIEN 3 的合缝压接方向位于 6 点钟方向时，其与右冠重度重叠的发生率更高 [51.6%（6 点钟）vs 28.8%（3 点钟），36.8%（9 点钟），35.9%（12 点钟），P =0.003]。

本研究共纳入 245 例植入 Evolut 瓣膜的患者，按照 "帽子" 位于 OC/CF（198，80.8%）和 "帽子" 位于 IC/CB（47，19.2%）将患者分为两组，冠状动脉重叠的发生率如下：LM 为 25.3%，RCA 为 15.5%，LM 和 RCA 为 9.8%，与 LM 和（或）RCA 重叠的发生率为 31.0%。相较于初次部署时 "帽子" 位于 IC/CB 的那些患者，"帽子" 位于 OC/CF 的患者合缝对齐更优且冠状动脉重叠发生率更低 [LM：15.7% vs 66.0%，P < 0.001；

RCA：7.1% vs 51.1%，$P < 0.001$；LM 和 RCA：2.5% vs 40.4%，$P < 0.001$；LM 和（或）RCA：20.2% vs 76.6%，$P < 0.001$]。

本研究共纳入 100 例植入 ACURATE-neo 瓣膜的患者，16 例（16%）患者的 3 个合缝柱中之一位于 CB，28 例（28%）患者的 1 个合缝柱位于 IC 且可被看作一条"线"，27 例（27%）位于 OC，另外 29 例（29%）的 1 个合缝柱位于 CF，其冠状动脉重叠的发生率为：LM 28%，RCA 42.0%，与 LM 和 RCA 同时重叠的发生率为 19.0%，与 LM 和（或）RCA 重叠的发生率为 51.0%；合缝柱初次部署时位于 CB 和 IC 的患者冠状动脉重叠的发生率明显降低；初次部署时就位于 CF 的患者冠状动脉重叠发生率最高。

根据房间隔表盘指定方向的分布情况、右冠状动脉窦基底、LM 和 RCA 开口和 3 个原生合缝处的重度和非重度冠状动脉重叠的发生率无显著差异。植入 SAPIEN 3 的患者中，有 47%（228 例）进行了平均主动脉根部角度测量，与非重度冠状动脉重叠组患者相比，重度冠状动脉重叠患者的 LM、RCA 角度显著增加（LM：54.2° ±10.6° vs 51.6° ±11.7°，$P=0.08$；RCA：54.4° ±11.4° vs 51.5° ±11.1°，$P =0.06$）。植入 Evolut 的患者中，有 92.2%（226 例）进行了平均主动脉根部角度测量，与非重度冠状动脉脉重叠组患者相比，重度冠状动脉重叠患者的 LM、RCA 角度显著增加（LM：52.0° ±10.4° vs 49.1° ±9.2°，$P =0.049$；RCA：51.1° ±10.9° vs 49.6° ±9.3°，$P =0.039$）。

SAPIEN 3 按特定方向进行压接，对合缝对齐和冠状动脉重叠无影响；而 Evolut "帽子"标识位于 OC/CF 处时，合缝对齐效果更好而冠状动脉重叠发生率更低；ACURATE-neo 的合缝柱置于 CB 或 IC 时，合缝对齐效果更好而冠状动脉重叠发生率更低。

（山西省心血管病医院 宋晓健 亢小红）

（八）2020 ACC TAVR 术中清醒镇静是绝大多数患者的最佳选择

随着经导管主动脉瓣置换术（TAVR）的器械不断研发，"极简式"TAVR 受到了越来越多的关注。一项新的研究显示：从 2016 年 1 月至 2019 年 3 月，在美国 500 多个不同中心，超过 12 万例 TAVR 手术的患者中，清醒镇静的使用率由 33% 提升至 64%，近 3 年内，在美国境内医院完成的经皮主动脉瓣置换术（TAVR）的患者中，接受清醒镇静的患者结局优于接受全身麻醉的患者。这些注册研究的成果在虚拟美国心脏学会（ACC）年度科学会议中发布，并于美国心脏病学会 2020 年会 / 世界心脏病大会（ACC.20/WCC）与《美国心脏病学会杂志·心血管介入》（*JACC Cardiovascular Interventions*）当地时间 3 月 16 日同步发表。

这是一项大型的、基于分数的观察性研究，该研究纳入了从 2016 年 1 月至 2019 年 3 月在美国 559 个中心接受 TAVR 的 120 080 名患者。研究人员应用选择镇静与局部麻醉的比例作为工具变量评估麻醉选择和 TAVR 结果之间的关系。研究的主要终点是院内死亡。次要终点包括 30 天死亡率、手术成功率、住院时间和使用正性肌力药物比率。该研究旨在：检测随着时间的变化 TAVR 术中清醒镇静的使用情况变化，以及通过工具变量分析对比评估清醒镇静及常规麻醉的安全性及有效性。

该研究纳入了从 2016 年 1 月至 2019 年 3 月在美国 559 个地点接受 TAVR 的 120 080 名患者，住院期间，使用清醒镇静的患者死亡率为 1.1%，使用常规麻醉患者的死亡率为 1.3%（存在 15% 的相对差）。在不同地区，清醒镇静的使用率有极大差异，而这将对研究结果造成影响，通过工具变量分析去除不可控变量的影响后，得出结论：清醒镇静的使用可使院内死亡风险降低 0.2%（*P*=0.10），与全身麻醉相比，TAVR 期间清醒镇静的患者

30 天死亡率较低（分别为 2.0% 和 2.5%），住院天数较少（3.5 天和 4.3 天），出院率较高（88.9% 和 86.1%，均 $P < 0.001$）。

在当代美国实践中，CS 在 TAVR 中的使用持续增加，然而在不同医疗机构，清醒镇静的使用率存在很大差异，有 26% 的医院在超过 80% 的 TAVR 手术中采用清醒镇静，而 13% 的医院仅使用全身麻醉。在 TAVR 中使用 CS 之间各医院仍存在很大差异，因此，下一步应当研究调查导致 TAVR 术中清醒镇静的使用率在各医疗机构间存在如此巨大差异的原因所在。

（山西医科大学　陈泽宇
山西省心血管病医院　张吉红）

（九）2020 ACC 一项真实世界研究：70 岁以上、重症主动脉瓣狭窄患者行 TAVR 术效果不劣于传统手术

2020 年 3 月 ACC 虚拟线上会议发布的一项真实世界研究表明，年龄 70 岁或以上、有严重症状的主动脉瓣狭窄患者因年龄或并发症而增加手术风险，经导管主动脉瓣置换术（TAVR）在 1 年内因任何原因死亡的情况并不劣于传统手术。

前期临床研究表明，对于不同患者群体，TAVR 术后效果与传统心脏手术相当，但大多数试验都局限于某些权威医疗中心，本研究则证实了在真实世界中 TAVR 术的有效性。

该试验纳入了 2014 年到 2018 年英国 34 家医院的 913 名严重主动脉瓣狭窄的患者。他们被随机分配至 TAVR 组或外科手术组。纳入年龄在 70 岁及以上（具有其他危险因素）或 80 岁及以上（有或没有其他危险因素）的患者。平均年龄为 81 岁，总体而言，受试者的手术风险为低度至中度，胸外科医师学会（STS）风险中位数为 2.6%。

1 年后，TAVR 组的全因死亡率（主要研究终点）为 4.6%，手术组为 6.6%，这一差异满足试验中 TAVR 非劣效性的预设

阈值。其中两组患者死于心血管疾病或卒中的比率相似，但是 TAVR 组患者血管并发症发生率（4.8%）明显高于外科手术组（1.3%）；在术后置入起搏器的比例方面，TAVR 组（12.2%）高于手术组（6.6%）；TAVR 组患者主动脉瓣反流率更高，术后 1 年 TAVR 组 38.3%，手术组 11.7% 的患者发生轻度主动脉瓣反流；而 TAVR 组 2.3%，手术组 0.6% 的患者发生中度主动脉瓣反流。另一方面，TAVR 组患者出现大出血并发症的比率明显较低，TAVR 组发生率为 6.3%，而手术组发生率为 17.1%。TAVR 组还能达到更短的住院时间、更少的重症监护天数、更快的功能和生活质量改善。TAVR 组术后 6 周的功能和生活质量指标较 TAVR 组好，但 1 年后两组相似。

TAVR 组的住院时间更短，功能恢复更快，大出血也减少了，但 TAVR 术瓣膜耐用性及主动脉瓣反流风险增加等问题，仍需长期随访以获得更多的临床证据。

（山西省心血管病医院　王　飞　王　浩）

八、风险评估研究

（一）2020 ACC LBCT 研究：多基因风险评分（PGS）可预测心血管疾病终身风险

2020 年 3 月，ACC 会议上公布了 LBCT 研究结果：多基因风险评分（PGS）可预测心血管疾病终身风险，并识别获益人群。

LBCT 研究共纳入了来自英国的 445 566 名受试者，通过基因组测试分析 PGS 与 LDL 和收缩压水平之间的关系。受试者入组时平均年龄为 57.2 岁，最后一次随访时患者平均年龄为 65.2 岁，女性占 54%。主要研究终点是首次重大冠状动脉事件（MCE），即致命或非致命心肌梗死或冠状动脉血管重建。

研究中共有 23 032 名受试者发生 MCE，研究显示，随着 PGS 水平的升高，MCE 风险也随之增加。随着年龄的增长，任何 PGS 水平下受试者的 MCE 风险均增加，在相同 PGS 水平下，LDL 和收缩压终身暴露水平低的受试者心血管疾病的风险较低。

对于低 LDL 和低血压的受试者，无论 PGS 水平如何，其心血管疾病的风险都较低，这意味着通过降低 LDL 和血压，更能有效降低 CVD 风险，将 PGS 与 LDL 和 SBP 的终身暴露水平相结合更能准确评估 CVD 风险。

（山西省心血管病医院　武　丽　徐继尧）

（二）2020 ACC BMI 与基因对发生糖尿病风险的影响——来自英国的新见解

肥胖［以体质指数（BMI）定义］与多基因倾向都是发生糖

尿病的重要危险因素。2020 年 3 月，ACC 会议上公布了一项研究，研究回答了两个重要问题：BMI 与多基因风险评分（PGS）相结合是否能识别出糖尿病风险最高的人群，以及 BMI 增加是否对发生糖尿病风险有累积效应或阈值效应。

这项研究包括来自英国生物库的 445 765 名参与者，其中 31 298 人在 25 岁后患上糖尿病。构建了一个由 2 137 820 个糖尿病变异体组成的 PGS，并将其分为五等份，以量化多基因倾向对发生糖尿病风险的影响。结果表明随着 PGS 增加，糖尿病风险逐渐增加，PGS 五分位数最高的参与者与 PGS 五分位数最低参与者的糖尿病风险比（HR）为 2.99（95% CI：0.90 ～ 3.14；$P < 0.001$）。随着 BMI 的增加，患糖尿病的风险也逐步增加。体质指数五分位数最高的参与者（平均体质指数 35kg/m^2）与最低的（平均体质指数 22 kg/m^2）相比，患糖尿病的风险系数为 11.42（95% CI：10.81 ～ 12.07；$P < 0.001$）。然后，研究者评估了根据不同 BMI，在不同的 PGS 水平上患糖尿病的风险有多大。PGS 和 BMI 对糖尿病风险的影响是独立的且叠加的。在 PGS 的每 1/5 中，糖尿病的风险因 BMI 的不同而变化超过 10 倍。因此，BMI 高的 PGS 五分位数最低的参与者比 BMI 低的 PGS 五分位数最高的参与者患糖尿病的风险要大得多。这些结果表明，与多基因倾向相比，BMI 是糖尿病一个更强的危险因素，但是 PGS 可以适度地提高对所有 BMI 水平的糖尿病终身风险的估计。

接下来，研究者试图确定 BMI 升高对患糖尿病的风险是否有累积或阈值效应。为了进行这项分析，研究人员构建了一个由 255 个变异组成的 BMI 基因评分，这与 BMI 在全基因组水平上独立相关，以评估 BMI 增加对终身糖尿病风险的影响。结果发现，在孟德尔随机化分析中 BMI 增加一个单位对终身糖尿病风险的影响与观察分析中测量到的对半生的影响大致相同，提示暴露在 BMI 增加的环境中对终身患糖尿病的风险没有累积效应。

研究人员表示：BMI 似乎对糖尿病风险有一个阈值效应，

而不是累积效应——一个人产生胰岛素抵抗和高血糖的 BMI 水平是他们的糖尿病阈值，通过将 BMI 控制在触发每个人胰岛素抵抗的临界值以下，大多数糖尿病病例是可以避免或逆转的。

为更好预防糖尿病，应该定期评估 BMI 和血糖水平。此外，当患者开始出现高血糖症时，努力减肥是至关重要的，因为在发生永久性损害之前通过减肥有望逆转糖尿病。

（甘肃省人民医院　曹云山
甘肃中医药大学　赵新艳）

九、其　他

（一）2020 ACC E3 试验：电子烟在短期内对戒烟有效

2020 年 3 月 31 日，ACC 会议发布了北美一项关于电子烟是否有助于戒烟的研究，结果首次表明，电子烟在短期内对戒烟有效，但没有数据证明电子烟长期使用的安全性。

研究人员在加拿大 17 个中心进行了电子烟戒烟效果评估（E3）试验，该研究以随机抽取的 376 名吸烟史 35 年的成年人为研究对象，1/3 受试者接受单独心理咨询，1/3 受试者使用含尼古丁电子烟，1/3 使用不含尼古丁电子烟。受试者平均年龄 52 岁，53% 为男性。通过电话和呼吸测试随访受试者的相关情况。如果受试者在报告第 1 周吸烟或者只吸了一口烟，视为戒烟失败。

在为期 12 周的随访中，与单独心理咨询相比，尼古丁电子烟受试者的 12 周戒烟率为 12.8%（$RR=2.4$；95%CI：$1.3 \sim 4.6$），不含尼古丁电子烟受试者为 8.2%（$RR=1.9$；95%CI：$1.0 \sim 3.8$）。尼古丁和非尼古丁电子烟组在每个报告时间点的戒烟率均略高于单独心理咨询组，在 12 周时，这一比例分别为 5%、3% 和 1%。对于那些没有成功戒烟的人，心理咨询组每天平均吸烟量从基线时的 21 支降至 12 周时的 14 支，非尼古丁电子烟组为 10 支，尼古丁电子烟组为 8 支。

该研究几乎没有发生严重的不良事件。尼古丁电子烟组有 1 例慢性阻塞性肺炎恶化，非尼古丁电子烟组有阑尾炎、盲肠肿瘤性病变、心肌梗死、胸痛和鼻出血（各 1 例），心理咨询组有 1 例严重肢体缺血和 1 例尿路感染。

研究人员表示该试验计划实施 52 周，但由于电子烟制造延迟，该试验受试者的入组率变为原计划入组人数的 77%，以 12 周作为治疗终点。该研究结果表明电子烟短期内有助于戒烟，但是其安全性有待研究。研究者表示电子烟只是相对于传统香烟安全，目前应加大对电子烟的监管力度，明确电子烟的成分，建议那些有戒烟需求的可以使用电子烟，而年轻人和从不吸烟的人不应该使用电子烟。该试验是在电子烟相关肺损伤报道之前进行的，参与该试验的受试者中未发现此类肺损伤。

（山西省心血管病医院　张月安　李　俐）

（二）2020 ACC SNOCAT 研究：亚硝酸钠对院外心搏骤停患者的入院存活比例及出院存活比例未产生明显作用

2020 年 3 月 29 日 ACC 会议上公布了 SNOCAT 研究的结果：在发生院外心搏骤停的患者中，急救人员在复苏过程中静脉注射亚硝酸钠并没有显著提高他们入院存活比例或出院存活比例。

亚硝酸钠是一种抗氧化剂，动物研究表明，在缺氧条件下，它会转化为血管舒张剂一氧化氮，增加流向大脑和心脏组织的血液。在心搏骤停的动物模型中，复苏过程中使用亚硝酸钠可使存活率提高近 50%。该研究的目标是明确院外心搏骤停患者复苏期间静脉注射亚硝酸钠能否增加其存活入院或出院的概率。

研究共纳入 1502 例院外心搏骤停患者，患者被随机分为亚硝酸钠高剂量组（60mg）、低剂量组（45mg）、安慰剂组（生理盐水）。由现场的医护人员进行静脉注射。心搏骤停的类型主要包括心室颤动、心搏停止或无脉电活动（29%）。主要终点是患者入院存活比例，次要终点是患者出院存活比例。

主要终点：高剂量组、低剂量组、安慰剂组的患者入院存活比例分别是 42.66%，41.08%，43.95%（$P > 0.5$）；各组心室颤动患者的入院存活比例亦无明显差异（$P > 0.05$）。

次要终点：高剂量组与安慰剂组相比，患者出院存活比例无明显差异（*P*=0.53）；低剂量组与安慰剂组相比无明显差异（*P*=0.21）。

接受高剂量亚硝酸钠、低剂量亚硝酸钠与安慰剂治疗的三组患者在入院存活比例和出院存活比例上没有统计学上的显著差异，亚硝酸钠对院外心搏骤停患者的入院存活比例和出院存活比例未产生明显作用。

（山西省心血管病医院　安　健

山西医科大学　王　朝）

（三）2020 ACC 先天性心脏病儿童肿瘤与
电离辐射剂量的关系

2020 年 3 月，美国心脏病学会 2020 年会 / 世界心脏病大会（ACC.20/WCC）上公布了一项研究，研究结果显示：在心脏手术过程中，暴露于低剂量电离辐射的先天性心脏病的儿童与没有暴露的相比，有 3 倍以上的癌症风险。

这种癌症风险是剂量依赖性的。随着接触低剂量电离辐射（LDIR）的心脏手术次数和总辐射剂量的增加，癌症风险逐步上升。此外，据研究人员报道，约 80% 已知的癌症类型可能与儿童的辐射暴露有关。

MAUDE 小组先前发表了第一个大型、基于人群的研究，分析了在患有先天性心脏病的成人中低剂量电离辐射与癌症事件之间的关系。其中包括近 25 000 名 18 ～ 64 岁的成年先天性心脏病患者，超过 250 000 人次的随访，该研究得出，个体暴露 6 次或以上低剂量电离辐射心脏手术，与没有或一次暴露相比，有高出 140% 的癌症发病率。

考虑到儿童与成人相比，对低剂量电离辐射的致癌作用更敏感，MAUDE 小组对魁北克先天性心脏病数据库中的儿童先天性心脏病人群进行了类似的研究。这项队列内病例对照研究包括

232 名在中位数年龄 3.9 岁时首次诊断为癌症的先天性心脏病儿童和 8160 名性别和出生年份相匹配的先天性心脏病儿童对照，约 76% 的癌症是在 7 岁之前诊断出来的，20% 是在 7～12 岁，剩下的 4% 是在 13～18 岁。儿童血液系统恶性肿瘤占 61%，中枢神经系统癌症占 12.5%，甲状腺癌占 6.6%，这 3 种癌症都与辐射暴露有关。

排除在癌症诊断前 6 个月内进行的所有涉及低剂量电离辐射的心脏手术，在心脏手术中暴露于低剂量电离辐射的儿童发展为儿童癌症的风险比心脏手术中未暴露的患者高出 230%。心脏手术中估计每 4 mSv 的低剂量电离辐射暴露量，癌症风险就增加 15.5%。相比之下，在早期对患有先天性心脏病的成年人的研究中，癌症风险每 10 mSv 暴露量上升 10%。接受过 6 次或 6 次以上低剂量电离辐射心脏手术的患者（这在目前的临床中很常见）罹患癌症的概率是没有或只有 1 次此类辐射暴露的患者的 2.4 倍。

目前美国心脏病学会关于心脏手术辐射暴露的指南建议，计算个体终身可归因的癌症发病率和死亡风险，并坚持长期以来的原则，即确保在不牺牲治疗质量的前提下合理的降低辐射暴露。

有关创建患者辐射护理和癌症监测指南的这些建议越来越重要，主要基于两种趋势，在过去的 30 年中，先天性心脏病儿童的预期寿命不断增加，手术进步导致需要进行低剂量电离辐射暴露（主要用于成像），而且每位患者进行的这类手术数量不断增加。

（山西省心血管病医院　苗状状　李怀娜）

（四）2020 ACC 超过 1/3 的心内科医生感到职业倦怠

该研究于 2019 年秋季向 19 348 名 ACC 会员发送调查问卷，试图更深入地探讨这个问题。职业倦怠会影响个人生活和工作，

2015 年的调查显示，1/4 的美国心内科医生就已经感到职业倦怠。

研究显示感到压力大的人数从 2015 年的 49.5% 下降到 2019 年的 43.9%，但感到职业倦怠的人数增加了 32%，从 26.8% 上升到 35.4%。在感觉职业倦怠的人群中，23.9% 的人有一种或多种倦怠症状，9.9% 有慢性倦怠和工作压力，1.6% 感到"完全倦怠"，可能需要寻求帮助。

职业倦怠的心内科医生与那些没有感到有压力或职业倦怠医生相比，在过去的 3 个月内犯过重大医疗错误比例更高（58.3% vs 33.1%；$P \leqslant 0.001$），感觉更加忙碌（59.5% vs 32.3% 和 14.6%；$P \leqslant 0.001$），并计划离开目前的工作环境（58.1% vs 27.9% 和 14.0%；$P \leqslant 0.001$）。工作 8 ~ 21 年的中年心内科医生与职业早期、职业晚期相比，职业倦怠比例更高（45.3% vs 35.4% 和 31.5%；$P \leqslant 0.001$）。女性与男性相比，职业倦怠比例更高（45.3% vs 33.5%；$P \leqslant 0.001$）。与每周工作 40 ~ 59 小时或少于 40 小时相比，每周工作 60 小时或以上增加职业倦怠风险（41.5% vs 29.5% 和 17.9%；$P \leqslant 0.001$）。

美国心内科医生感到专业倦怠的可能影响因素包括：希望花更多时间与家人在一起、需要随叫随到、过度工作、相对价值单位（RVU）目标、电子健康记录，以及保持患者高满意度得分的压力。另外，一个重要的因素是所有心内科医生都投入了过多的工作时间，尤其是花在电子病历和管理任务上的时间越来越多，这"剥夺了医生们在心脏病学上的乐趣"。

目前行政协调会正在组建一个由董事会组成的工作组，研究如何尽快扭转这一局面，并为临床医生发声。不仅仅是心内科医生，还包括心血管护理团队的每个人，包括护士、医师助理、药剂师。

（山西省心血管病医院　王海雄　郭李平）

（五）2020 ACC CABG 中使用桡动脉移植较
使用隐静脉移植的患者生存率更高

2020ACC 虚拟线上会议公布了 RADIAL（桡动脉数据库国际联盟）研究，其结果显示 CABG 中使用桡动脉移植患者的 5 年心脏事件发生率较低，但两组间生存率无统计学差异，由于 5 年随访时间过短，本研究纳入此前 5 项研究中的随访人群，随访观察 10 年，主要结局为死亡、心肌梗死和再次血运重建的复合终点，次要结局为死亡和心肌梗死的复合终点。

本研究共纳入 1036 例患者，桡动脉移植组 534 例，隐静脉移植组 502 例，随访 10 年桡动脉组主要结局发生率（31.0%）低于隐静脉组（41.6%），15 年发生率桡动脉组为 52.5%，隐静脉组为 61.5%，HR=0.73（95%CI：0.61～0.88，$P < 0.001$）；桡动脉组次要结局发生率（25.4%）低于隐静脉组（33.0%），15 年发生率桡动脉组为 47.8%，隐静脉组为 57.1%，HR=0.77（95%CI：0.63～0.94，P=0.01）；10 年死亡发生率桡动脉组为 14.0%，隐静脉组为 19.8%，HR=0.73（95%CI：0.57～0.93，P=0.01）；桡动脉组 10 年 MI 发生率为 12.0%，隐静脉组为 15.6%，HR=0.74（95%CI：0.54～1.02，P=0.06）；桡动脉组 10 年再次血运重建发生率为 11.3%，隐静脉组为 16.4%，HR=0.62（95%CI：0.45～0.86，P=0.004）；主要结局的亚组分析显示桡动脉移植对女性更有效；前 5 年和后 5 年一致性良好。

该项研究显示 CABG 中使用桡动脉移植较使用隐静脉患者生存率更高，这为心血管外科医师在临床实践中如何选择移植血管提供了新的启示。

（山西省心血管病医院　张　伟　徐继尧）

2020 欧洲心脏病学会科学年会虚拟线上会议概况

首都医科大学附属北京安贞医院　李艳芳

2020 年欧洲心脏病学会科学年会（ESC），取消了原定在阿姆斯特丹会展中心的线下会议，改为虚拟线上会议。作为全球心血管领域的盛会，2020 ESC 首次由来自克利夫兰和乌干达的两位医生来担任本届大会的联合主席。本届大会历时 4 天，8 月 29 日至 9 月 1 日。

以 2020 ACC 设立的虚拟会议为标杆，ESC 会议期间设立了约 80 个热线会议，包括临床实践指南，举办特别会议，问答互动和小组讨论。

心房颤动（AF）、非 ST 段抬高型急性冠状动脉综合征、运动心脏病学和心血管疾病患者的体育锻炼及成人先天性心脏病等 4 个新的指南文件，在本届大会上公布。

本届参会讲者的演讲时间缩短，除了 4000 多个可现场直播或点播的完整摘要和电子壁报之外，重点聚焦 500 多场科学及教育会议。

为了完成今年的 ESC 虚拟线上会议，阿姆斯特丹的一个数字工作室接待了数百名为本届大会提供主要建议和支持的领导人，ESC 还在全球建立了 1000 多个卫星工作室，在 70 名专家的帮助指导下收集各位科学家和专家的意见。该工作室允许 30 天内免费访问本届大会的全部内容，这项措施吸引了约 5.8 万名注册者，明显高于去年巴黎大会创纪录的 3.2 万名与会者。

8月29日的热线会议以13项临床试验为特征，比较了在心力衰竭患者的标准治疗中加入钠－葡萄糖共转运蛋白2（SGLT2）抑制剂恩格列净（Jardiance，Boehringer Ingelheim/Eli Lilly）、对伴有和不伴有糖尿病的心力衰竭患者的治疗结果。礼来和勃林格殷格翰公司已经宣布，该试验达到了降低心血管（CV）死亡和心力衰竭住院风险的主要复合终点。2019年在ESC上公布的DAPA-HF试验结果，助推达格列净（Farxiga，阿斯利康）最近获准进入无糖尿病、有左心室射血分数减低心力衰竭（HFrEF）患者的新适应证。8月30日的热线会议上公布了糖尿病和非糖尿病慢性肾病患者使用SGLT2抑制剂的DAPA-CKD试验结果，该研究因试验组的疗效具有压倒性优势而提前终止。随着适应证的增多，SGLT2抑制剂已成为真正的心血管疾病药物。

本届大会公布了EXPLORE-HCM试验结果，针对肥厚性心肌病（HCM）分子机制的第一个新型治疗药物马瓦卡坦，能够改善遗传性疾病HCM患者的症状和心脏功能。马瓦卡坦通过减轻左心室流出道（LVOT）的高压梯度而发挥作用，而LVOT压力升高是梗阻性HCM的一个关键特征。马瓦卡坦是心肌肌球蛋白腺苷三磷酸酶的一种小分子选择性变构抑制剂，通过减少肌动蛋白－肌球蛋白桥接的形成来改善HCM病理生理变化。因此，它能抑制心肌细胞的过度收缩，而过度收缩是导致心肌细胞肥大的关键机制，目前已有的用于HCM的治疗药物难以做到这一点。

EAST-AFNET 4试验经过5年多的随访证实，对新近诊断为心房颤动的患者，与控制心室率的治疗策略相比，尽早启动抗心律失常药物和（或）射频消融术可显著降低主要心血管不良结局风险。本研究根据ESC 2010 AF治疗指南，观察与常规治疗相比、使用抗心律失常药物和导管消融术，能否通过有效控制心律来预防心房颤动早期患者的不良结局。本研究带给我们的启迪是新诊断的心房颤动、CHA2DS2 VASc评分为2分或以上的患者，不仅应接受抗凝和心室率控制，还应在诊断后提供心律控制治疗。

ATPCI 试验入选了 6007 名近期成功经皮冠状动脉介入治疗的心绞痛患者，观察在标准治疗的基础上加入抗心绞痛药物曲美他嗪的临床疗效。结果表明，在成功 PCI 后接受最佳药物治疗的患者中，长期口服曲美他嗪治疗并没有改善心绞痛的复发或预后。究其原因可能由于成功 PCI 加常规接受指南推荐的 β 受体阻滞剂、钙拮抗剂和长效硝酸酯类药物治疗，导致曲美他嗪的潜在获益不足，因而未能进一步改善患者的临床结局和预后。

POPular TAVI 试验的最新研究结果表明，与阿司匹林加氯吡格雷联合治疗相比，经导管主动脉瓣植入术（TAVI）后单用阿司匹林可显著减少出血，而且不增加血栓栓塞事件。接受 TAVI 治疗的患者，如果既往没有口服抗凝剂，近期也没有进行冠状动脉支架置入术，可以单独应用阿司匹林、取消服用氯吡格雷。

这项研究的结论将会影响未来的临床实践。

大会公布的 PARALLAX 试验是一个为期 24 周的前瞻性、随机、平行对照研究。该研究纳入了心功能 NYHA Ⅱ～Ⅳ级，LVEF > 40% 的心力衰竭患者 2569 例。结果表明，射血分数保留或处于中间值的心力衰竭患者，与个体化药物治疗相比，诺欣妥（Sacubitril/valsartan, ARNI）可显著降低患者的 NT-proBNP 水平，但不能改善 6 分钟步行距、KCCQ-CSS 或 NYHA 分级。与单药治疗相比，诺欣妥可减少死亡或心力衰竭的住院率，并减缓肾功能的下降。

LoDoCo2 试验入选了 5522 名稳定型冠心病患者，在最佳药物治疗的基础上，被随机分配至每日 0.5mg 的低剂量秋水仙碱组或安慰剂组。主要复合终点是心血管（CV）死亡、心肌梗死（MI）、缺血性卒中和缺血性血管的重建。研究结论：低剂量秋水仙碱可明显降低稳定型冠心病患者的不良心血管事件，启动秋水仙碱治疗初期，患者即开始获益，随治疗时间延长，获益更加显著。在长期随访过程中，秋水仙碱组不良反应发生情况与安慰剂组无明显差别，患者对秋水仙碱具有良好的耐受性。

另外，秋水仙碱的其他研究数据也在会议上公布，其中包括澳大利亚关于急性冠脉综合征的 COPS 试验，以及来自 COLCOT 的最新分析结果，这些数据表明秋水仙碱能将心肌梗死后首次缺血性心血管事件的风险降低 23%，但对降低死亡率没有益处。

HOME-PE 是一项开放标签的随机试验，在 1975 名门诊肺栓塞（PE）患者中比较了根据 HESTIA 标准和简化肺栓塞严重程度指数（PESI）来评估患者的差异。主要终点是 30 天内复发性静脉血栓栓塞、大出血和全因死亡的复合结局。HOME-PE 试验检查了基于标准的策略是否与基于 sPESI 评分的策略安全性相同，以选择患者是否进行家庭治疗。

BPLTTC 是关于降低血压对不同血压水平心血管事件预防效果的最新分析，共有超过 35 万名患者参加。

BPLTTC 最新荟萃分析强烈提示应该更为积极的控制血压。血压升高是动脉粥样硬化病变的启动与加重因素，积极降压治疗有助于维护血管内皮系统的完整性，从而降低心血管事件风险。

大会最后一天公布了来自巴西的 BRACE-CORONA 随机对照临床研究，试验入选了 700 例 SARS-CoV-2 感染的患者，随机分为持续或暂停使用血管紧张素转化酶抑制剂（ACE）及血管紧张素受体阻滞剂（ARB），观察是否存在不同的效果。

最后公布的研究是 IMPACT AFib 试验，这是一个关于早期和延迟教育干预以提高 80 000 名 AF 患者口服抗凝药物使用的数据库分析。REALITY 试验，在 630 例急性心肌梗死合并贫血的患者中，对改善抗凝剂使用与限制性输血策略的成本效益进行了分析。

2020 年全球多个学术年会改为网上举办，这种新颖的学术交流形式，带来了更多的网上注册参会者，为提高医护人员的学术水平发挥了重要的推动作用。

一、高血压研究进展

2020 ESC 降压越低越好?

2020ESC 虚拟线上会议发布的一项研究结果显示，即使血压正常的个体，降低血压也能减少心血管事件的发生。尽管降压治疗的好处众所周知，但是降压治疗在不合并心血管疾病和血压正常的人群中能否获益仍然存在争议。

本项荟萃分析共纳入 48 项随机临床试验和 348 854 名受试者，调查正常血压和高血压人群不论是否合并心血管疾病，通过降压治疗，观察两组人群非致死性或致死性心血管事件及猝死等的发生情况（收缩压分组为 < 120，120 ～ 129，130 ～ 139，140 ～ 149，150 ～ 159，160 ～ 169 及 ≥ 170mmHg）。

在平均 4 年的随访中，收缩压每降低 5mmHg，心血管主要事件发生风险就会降低 10%，相应地，脑卒中、脑缺血性心脏病、心力衰竭和心血管死亡风险分别降低 13%，7%，14%，5%。基线时是否合并心血管疾病和最初的血压水平都不影响治疗效果。

是否决定使用降压药物并不仅仅基于心血管疾病史和当前的血压水平，还取决于发生心血管事件的风险，应将降压药物作为一种工具，用于降低心脏病或卒中高危人群发生心血管事件的风险。看似降压治疗对每个人的效果是相似的，但并不是每个人都需要降压，是否启动降压治疗，应取决于患者未来发生心血管事件风险的高低。

（山西省心血管病医院 赵 茹 李红伟）

二、冠心病及 PCI 研究进展

（一）2020 ESC-ATPCI 试验：曲美他嗪未能改善 PCI 术后心绞痛患者的结局

2020 年 8 月，ESC 虚拟线上会议发布了 ATPCI 试验，结果表明曲美他嗪未能改善 PCI 术后心绞痛患者的结局。以往研究发现，经过抗心绞痛药物治疗和成功行经皮冠状动脉介入治疗（PCI）的患者，仍有约 30% 的患者有心绞痛发作，但目前关于 PCI 术后抗心绞痛药物疗效的数据有限。ATPCI 试验目的是研究曲美他嗪是否能改善 PCI 术后患者心绞痛发作。

ATPCI 试验是一项随机、双盲、安慰剂对照的临床试验，该研究共纳入 6007 例 PCI 术后患者，其中稳定型心绞痛患者 3490 例，不稳定型心绞痛或非 ST 段抬高型心肌梗死患者 2517 例。两组均给予标准药物治疗后，患者被随机分配至曲美他嗪组（曲美他嗪缓释片 35mg，每日 2 次）或安慰剂组。

研究主要终点为心源性死亡、再住院或心绞痛复发、持续性心绞痛增加、更换抗心绞痛药物、增加抗心绞痛药物剂量或行冠状动脉造影等事件。随访 5 年，两组之间的主要疗效终点无显著差异：曲美他嗪组 700 例（23.3%），安慰剂组 714 例（23.7%），两组之间的不良事件发生率没有统计学差异。因此，与会专家认为 ATPCI 试验表明曲美他嗪并不能使急性和慢性冠脉综合征患者 PCI 术后获益。

（山西省心血管病医院　王海雄　郭李平）

（二）2020 ESC 早发性心肌梗死后男、女性患者的预后是否不同？

2020 年 3 月 ESC 虚拟线上会议发布了一项关于早发型心肌梗死患者的长期临床结局与性别差异关系的研究，结果显示，虽然女性接受预防治疗较男性少，但其预后优于男性。与男性相比，心肌梗死后女性的危险因素较多，预后较差，但目前尚无关于绝经前女性和男性早发性心肌梗死预后差异的研究。

本研究共纳入 2000 名来自意大利 125 所冠状动脉护理单位的年龄≤ 45 岁的心肌梗死患者，其中男性 1778 例，女性 222 例。主要终点为非致死性心肌再梗死、非致死性缺血性卒中、心血管性死亡。次要终点为经皮冠状动脉介入治疗和冠状动脉旁路移植。中位随访时间为 19.9 年。

在冠状动脉造影方面，女性和男性正常的比例为 27.5% 和 11.4%，病变不明显的比例分别为 9.0% 和 4.0%，单根血管病变的比例分别为 46.8% 和 44.5%，多根血管病变的比例分别为 16.7% 和 40.1%，中位 Duke 冠心病指数分别为 23 和 48，中位 Syntax 评分分别为 7 和 9，冠状动脉夹层的发生率分别为 5.4% 和 0.7%，P 值均小于 0.01。

在接受治疗方面，女性和男性接受他汀治疗的比例分别为 96.4% 和 97.6%，无显著统计学差异，但在 β 受体阻滞剂、阿司匹林、P2Y12 抑制剂、ACEI 或 ARB 治疗方面，男性比例高于女性（$P < 0.05$）。

随访期间，25.7% 的女性发生复发性非致命性心肌梗死、脑卒中或心血管死亡，而男性为 37.0%。女性比男性复发性心肌梗死的发生率低（14.2% vs 25.4%；$HR = 0.53$；95%CI：0.37 ～ 0.77；$P < 0.001$）。然而，与男性相比，女性更容易发生脑卒中（7.7% vs 3.7%；$HR = 2.02$；95%CI：1.17 ～ 3.49；$P = 0.012$）。随着随访时间延长，女性和男性患者的主要终点事件（$OR = 0.72$；95%CI

0.57 ~ 0.92, *P*=0.007）和次要终点事件（*OR*=0.75, 95%*CI* 0.57 ~ 0.99, *P*=0.045）发生率均增加，且女性明显低于男性。男性在吸烟（46.5% vs 42.8%）、饮酒（65.3% vs 27.4%）、血脂异常（62.3% vs 50.7%）和糖尿病（7.8% vs 5.4%）等心血管疾病危险因素的比例高于女性（*P* 均 < 0.001）。

本研究提示尽管绝经前女性预防性药物使用较少，但发生早发性心肌梗死的长期预后优于男性，心血管疾病的不同机制和雌激素的保护作用可能是造成这些差异的原因。

（甘肃省人民医院 曹云山

甘肃中医药大学 赵新艳）

（三）2020 ESC 低剂量秋水仙碱
可作为 CVD 二级预防用药吗？

秋水仙碱是一种广泛使用的廉价药物，具有多种抗炎特性，但其能否减少冠心病（CAD）患者的心血管（CV）事件？ 2020 年 8 月 ESC 虚拟线上会议发布了 LoDoCo2 试验结果，表明低剂量（每日 0.5mg）秋水仙碱可明显降低稳定型冠心病患者的不良心血管事件。

LoDoCo2 是一项国际性研究试验，共纳入耐受秋水仙碱治疗 30 天后的 5522 名稳定型冠心病患者，随机分为秋水仙碱组或安慰剂组，两组在接受降脂和抗栓治疗的基础上，分别接受每天 0.5mg 秋水仙碱或安慰剂。研究的主要终点为心血管死亡、心肌梗死（MI）、缺血性脑卒中或缺血性冠状动脉血运重建。

在平均随访近 30 个月时，秋水仙碱组主要终点发生率低于安慰剂组（6.8% vs 9.6%, *OR*=0.69, 95%*CI*: 0.57 ~ 0.83; *P* < 0.001）。当独立分析主要终点时，秋水仙碱组的心肌梗死和缺血性冠状动脉血运重建率均低于安慰剂组。

90% 以上的患者对秋水仙碱耐受良好。不能耐受秋水仙碱的患者大多表现为短暂的胃肠道症状。秋水仙碱组的永久停药率较低（＜10％），与安慰剂组相似。在长达 5 年的随访中，秋水仙碱组患者出现中性粒细胞减少症和肌毒性比较罕见，与安慰剂组的发生率无统计学差异。秋水仙碱与他汀类药物联合治疗时，即使使用大剂量他汀也未见明显不良反应。秋水仙碱组患者的严重感染事件发生率和肿瘤新发率与安慰剂组相近。

LoDoCo2 证实，长期服用小低剂量秋水仙碱可使冠心病发生风险降低近 1/3。在开始治疗后不久就看到了获益，随着时间的推移，其获益更加明显。LoDoCo2 试验为今后秋水仙碱用于慢性冠心病患者的常规二级预防提供了有力证据。

（山西省心血管病医院　武　丽　徐继尧）

三、抗凝及抗血小板治疗进展

（一）2020 ESC 15mg 依度沙班（edoxaban）是预防老年卒中的合适治疗方案吗？

在老年心房颤动（AF）患者中，口服抗凝剂（OAC）预防脑卒中具有挑战性，由于出血风险较高，通常慎用OAC。2020年8月ESC虚拟线上会议公布了ELDERCARE-AF试验的结果，研究表明老年患者每日1次15mg依度沙班可预防脑卒中。

ELDERCARE-A研究是一项三期双盲试验，共纳入984名年龄 ≥ 80岁、$CHADS_2$评分 ≥ 2的日本心房颤动患者，每日1次服用15mg依度沙班与安慰剂，对比观察两组的安全性和有效性。在466天的中位研究期间，与安慰剂组相比（6.7%/年；$OR=0.34$; $95\%CI$: $0.19 \sim 0.61$; $P < 0.001$），15mg依度沙班（2.3%/年）可明显降低卒中和体循环栓塞事件的发生。与安慰剂组相比，国际血栓形成和止血学会定义的关于依度沙班大出血的安全终点无显著性增加（3.3%/年与1.8%/年；$P=0.09$）。依度沙班未增加颅内出血（0.3%/年与0.6%/年）或致命出血风险，但可能增加胃肠道出血风险。依度沙班（9.9%/年）和安慰剂（10.2%/年）之间的全因死亡率没有差异。

以上结果表明，每天服用一次15mg依度沙班可以解决心房颤动患者的需求，这可能为不符合OACs标准条件的高龄患者提供了新的选择，同时未明显增加大出血风险。

（甘肃省人民医院　曹云山

甘肃中医药大学　赵新艳）

（二）2020 ESC SWEDEHEART 研究：替格瑞洛与氯吡格雷在老年患者中使用的比较

2020 年 8 月，ESC 虚拟线上会议发布了 SWEDEHEAR 研究结果，该研究旨在评价替格瑞洛和氯吡格雷在老年心肌梗死后患者中的有效性和安全性，结果显示在老年心肌梗死后患者中，特别是 80 岁以上的患者使用替格瑞洛时应谨慎，可能增加死亡和出血风险。

SWEDEHEART 研究纳入瑞典 1995—2014 年超过 20 万例非 ST 段抬高型心肌梗死（NSTEMI）患者，通过连续监测评估患者特征、治疗措施及长期结局的变化。主要终点为全因死亡，次要终点为心血管死亡、再次心肌梗死、卒中及心力衰竭。

2010—2017 年，SWEDEHEART 注册资料中共 14 005 名出院的老年（年龄 ≥ 80 岁）心肌梗死患者服用氯吡格雷（60.2%）或替格瑞洛（39.8%）。服用氯吡格雷组和替格瑞洛组缺血性结局（包括心肌梗死、卒中或死亡）的发生率相似（$OR=0.97$；$95\%CI$：$0.88 \sim 1.06$）。替格瑞洛组的心肌梗死风险降低 20%（$OR=0.80$；$95\%CI$：$0.70 \sim 0.92$），脑卒中风险降低 28%（$OR=0.72$；$95\%CI$：$0.56 \sim 0.93$），但死亡风险增加了 17%（$OR=1.17$；$95\%CI$：$1.03 \sim 1.32$）。此外，与氯吡格雷组相比，替格瑞洛组的出血风险增加了 48%（$OR=1.48$；$95\%CI$：$1.25 \sim 1.76$）。对年龄 < 80 岁的患者进行敏感性分析，结果显示替格瑞洛组原发性缺血性风险降低了 17%（$OR=0.83$；$95\%CI$：$0.77 \sim 0.89$），并且心肌梗死（$OR=0.82$；$95\%CI$：$0.75 \sim 0.91$）、脑卒中（$OR=0.82$；$95\%CI$：$0.69 \sim 0.98$）和死亡（$OR=0.85$；$95\%CI$：$0.76 \sim 0.96$）的风险也降低。然而，在较年轻患者中，替格瑞洛的出血风险比氯吡格雷高出 32%（$OR=1.32$；$95\%CI$：$1.18 \sim 1.47$）。

以上结果强调了老年患者与年轻患者使用替格瑞洛和氯吡

格雷的不同结局——出血和死亡的风险更高。研究者建议进行一项随机试验来进一步评估替格瑞洛在老年患者中的应用。

（甘肃省人民医院　曹云山

甘肃中医药大学　邓明君 ）

四、血脂代谢研究进展

（一）2020 ESC PCSK9 抑制剂依洛尤在
儿科家族性高胆固醇血症治疗中的安全性和有效性

2020 年 8 月 ESC 虚拟线上会议公布了一项随机对照临床试验（HAUSER-RCT）结果，研究显示 PCSK9 抑制剂依洛尤（Repata, Repata-Repata-Amgen）在已服用他汀、服用或未服用胆固醇吸收抑制剂依折麦布的家族性高胆固醇血症（FH）儿科患者具有良好的耐受性，与安慰剂相比，进一步有效降低了低密度脂蛋白胆固醇（LDL-C）38%。

HAUSER-RCT 是迄今为止最大规模的儿科 FH 研究，也是 PCSK9 抑制剂在儿科 FH 中的第一个安慰剂随机对照试验。研究表明，依洛尤在儿科患者群中具有良好的安全性和有效性，与安慰剂组的 6% 相比，依洛尤降低 LDL-C 的幅度为 44%。试验组和安慰剂组的不良反应相似。

那么，在儿科患者中长期使用每月注射一次的药物是否可行？本研究证实，每月注射一次很受患者欢迎，且无一例患者退出试验。

HAUSER-RCT 为随机、双盲、安慰剂对照试验，在五大洲 23 个国家招募了 10 ～ 17 岁的 FH 患者 157 例，观察时间 24 周，入选的 FH 患者已服用他汀类药物（用或未用依折麦布），LDL-C 水平为 130mg/dl 或以上，三酰甘油水平为 400mg/dl 或以下。入选患者以 2∶1 的比例随机分配到试验组及对照组，试验组每月 1 次接受依洛尤单抗（420mg）皮下注射，对照组每月 1 次接受安慰剂皮下注射。

结果显示，第 24 周，依洛尤组 LDL-C 水平与基线水平相比的平均百分比变化为 –44.5%，安慰剂对照组为 –6.2%（ $P < 0.001$ ）。LDL-C 水平的绝对变化在依洛尤组为 –77.5mg/dl，安慰剂组为 –9.0mg/dl（ $P < 0.001$ ），依洛尤组的所有二级血脂指标变化也均显著优于安慰剂组。治疗期间不良事件发生率在两组是相似的。实验室检测的不良指标在两组之间也没有显著性差异。

研究者认为，FH 是全世界最常见的遗传性疾病，发病率为 1/250，但可以治疗。治疗的前提是明确诊断，但目前存在严重的诊断不足，FH 患者中只有 15% ～ 20% 被确诊。

绝大多数儿科 FH 患者通过使用他汀类药物和依折麦布可以实现降低 LDL-C 水平达标，但仍有 5% ～ 10% 的患者可能需要额外的治疗。本研究已证明依洛尤对儿科患者非常安全、有效，可以用来填补儿童 FH 治疗的不足。HAUSER-RCT 试验为全世界儿童 FH 患者应用依洛尤提供了安全性和有效性的准确依据。

提高 FH 的诊断水平是一个重要挑战。如果一个家庭中有一个人患 FH，需要对整个家族进行血脂及基因检测，力求做到早发现、早治疗、早达标，以减少未来动脉粥样硬化性心血管疾病带来的危害。

（首都医科大学附属北京安贞医院

李艳芳　贺晓楠　武文峰　高玉龙

首都医科大学附属北京天坛医院　曹晓菁）

（二）2020 ESC 反义寡核苷酸降低三酰甘油的研究进展

2020 年 8 月，ESC 虚拟线上会议发布了 AKCEA-APOCIII-LRx 与安慰剂对照试验的结果，结果表明第二代反义寡核苷酸可能为降低血脂异常患者的残余心血管风险提供了新的潜在可能性。

载脂蛋白 C–Ⅲ（apoC–Ⅲ）和血管生成素样蛋白 3（ANGPTL3）是治疗高三酰甘油血症的靶点。第二代反义寡核苷酸与 N–乙酰氨基半乳糖胺连接，提高了转运效率，其与肝细胞表面的去唾液酸糖蛋白受体结合，减少了肝外暴露并使反义寡核苷酸的使用剂量更低。该论坛中有两项最新的关于第二代反义寡核苷酸的研究，即靶向 *APOC3* 的 AKCEA–APOC Ⅲ–LRx 和靶向 *ANGPTL3* 的 AKCEA–ANGPTL3–LRx 研究。

该研究共纳入 114 名患者，患者被随机分至 AKCEA–APOC Ⅲ–LRx 10mg 组或 50mg 组，每 4 周 4 次（Q4W），皮下注射。15mg 组，每 2 周（Q2W）一次，皮下注射；10mg 组，每周（QW）一次，皮下注射；和安慰剂组。基线空腹 TG 水平的中位数为 262mg/dl（2.96mmol/L），与安慰剂相比，AKCEA–APOCⅢ–LRx 导致空腹 TG 水平百分比水平显著降低，呈剂量依赖性，在每 4 周 50mg 剂量下平均降低 62%（$P < 0.000\,1$）。总的来说，91% 接受 AKCEA–APOC Ⅲ–LRx 每 4 周 50mg 治疗的患者在 6 个月时 TG 水平 ≤ 150mg/dl（≤ 1.7 mmol/L），而安慰剂治疗的患者只有 4%（$P < 0.000\,1$）。与安慰剂相比，治疗还导致载脂蛋白 C–Ⅲ（高达 74%）、极低密度脂蛋白（VLDL–C）和总胆固醇降低，高密度脂蛋白（HDL–C）水平升高。

研究者认为 AKCEA–ANGPTL3–LRx（vupanorsen）显示了对 TG 升高和合并代谢性疾病人群的疗效。共有 105 名空腹血浆 TG 水平 > 150mg/dl（> 1.7 mmol/L）、2 型糖尿病和非酒精性脂肪肝患者随机分为 vupanorsen 每 4 周 40mg 或 80mg 组、每周 20mg 组或安慰剂组。从基线空腹三酰甘油（TG）的中位数为 252mg/dl（2.8 mmol/L）来看，与安慰剂相比，在 6 个月时，所有剂量组的三酰甘油水平显著降低，呈剂量依赖性，每 4 周 80mg 组的平均降幅最高，为 53%（与安慰剂组相比，降低 44%，$P < 0.000\,1$）。6 个月后，每 4 周服用 80mg 的患者中，58% 的患者 TG 水平 < 150mg/dl，而安慰剂治疗的患者中只有 11%。与安慰剂组相比，

vupanorsen 治疗还降低了血管生成素样蛋白 3（高达 62%）、极低密度脂蛋白、总胆固醇和非高密度脂蛋白。

在这两项试验中，最常见的不良事件与注射部位反应有关，且一般为轻度，血小板计数无显著变化。研究结果表明，这些第二代反义寡核苷酸可能为降低血脂异常患者的残余心血管风险提供了新的潜在可能性。

（甘肃省人民医院　曹云山

甘肃中医药大学　赵新艳）

五、心力衰竭研究进展

（一）2020 ESC：EMPEROR-Reduced 试验
显示恩格列净可改善心力衰竭患者的预后

2020 年 8 月，ESC 虚拟线上会议公布了 EMPEROR-Reduced 试验结果，研究表明恩格列净可改善心力衰竭患者的预后。钠 – 葡萄糖协同转运蛋白 2（SGLT2）抑制剂已被证明可以降低 2 型糖尿病患者主要不良心血管事件和心力衰竭住院风险，但仍存在重要的问题，SGLT2 抑制剂是否可以治疗已确诊的心力衰竭患者？这些药物对非糖尿病患者是否有良好的疗效？

EMPEROR-Reduced 试验评估了 3730 例伴或不伴糖尿病且左心室射血分数（LVEF ≤ 40%）降低的心力衰竭患者，对比每日 1 次 10mg 恩格列净组与安慰剂组的疗效，这两组患者均已接受常规的心力衰竭治疗。为了优先纳入高危患者，该方案要求 N 端前激素 B 型钠尿肽（NT-proBNP）基线水平超过预先定义的水平，该水平随 LVEF 而变化，即 LVEF 越接近 40%，血液中 NT-proBNP 水平的诊断价值就越高。

在中位时间为 16 个月的随访中，恩格列净组较安慰剂组心血管死亡或因心力衰竭住院显著降低（361 例 vs 462 例，$HR=0.75$，$95\%CI$：$0.65 \sim 0.86$，$P < 0.000\ 1$）。恩格列净使心力衰竭总住院风险降低 30%（$HR=0.10$，$95\%CI$：$0.58 \sim 0.85$，$P < 0.000\ 1$）。此外，与安慰剂组相比，恩格列净组的不良肾脏结果（慢性透析、肾移植、肾小球滤过率持续降低）显著降低了 50%（$HR=0.50$，$95\%CI$：$0.32 \sim 0.77$，$P < 0.01$）。

在安全性方面，生殖泌尿道感染在恩格列净组更常见，但两组低血压、血容量不足、低血糖、酮症酸中毒、骨折和下肢截肢的发生率相似。

这项试验将 SGLT2 抑制剂的益处扩展到高危患者，并首次显示出其对心力衰竭患者的肾脏预后有获益。他总结道，恩格列净和达格列净抑制 SGLT2 将成为心力衰竭和射血分数降低患者新的标准治疗方案。

（山西省心血管病医院　贾张蓉　李　俐）

（二）2020 ESC DAPA–CKD 试验：达格列净可改善慢性肾脏病患者预后

2020 年 8 月 ESC 虚拟线上会议公布了 DAPA–CKD 试验结果，研究显示达格列净可改善慢性肾脏病患者预后。既往临床试验证明钠 – 葡萄糖共转运蛋白 2（SGLT2）抑制剂在 2 型糖尿病患者中获益。研究显示 SGLT2 抑制剂具有保护肾功能作用，然而在既往研究中慢性肾病患者比例很低。

DAPA–CKD 试验旨在检验达格列净可以降低 CKD 患者（有或无 2 型糖尿病）肾脏和心血管事件风险的假设。该试验共纳入 4304 名成年患者，肾小球滤过率（eGFR）估测为 25 ～ 75ml/（min·1.73m^2），尿白蛋白 / 肌酐比率为 200 ～ 5000mg/g。所有受试者在接受血管紧张素转化酶抑制剂或血管紧张素受体阻滞剂基础治疗上，患者每天随机接受一次达格列净 10mg 或安慰剂。

主要终点是肾功能恶化（eGFR 持续下降 ≥ 50% 或终末期肾病发作）或因肾脏疾病或心血管疾病所致死亡。在中位随访 2.4 年期间，与安慰剂组相比，达格列净显著降低了主要终点的发生风险（197 例 vs 312 例；$HR=0.61$；95%CI：0.51 ～ 0.72；$P < 0.001$）。研究中有 2/3 的患者（67.5%）为 2 型糖尿病，就主要终点而言，达格列净在患有和不患有 2 型糖尿病的患者中获益是一致的。

此外，与安慰剂组相比，达格列净显著降低了肾功能恶化或肾衰竭死亡风险（$HR=0.56$，$95\%CI$：$0.45 \sim 0.68$，$P < 0.000\,1$）及因心力衰竭住院或心血管死亡（$HR=0.71$；$95\%CI$：$0.55 \sim 0.92$；$P=0.008\,9$）等次要终点。与安慰剂组相比，达格列净还显著降低了全因死亡率（$HR=0.69$，$95\%CI$：$0.53 \sim 0.88$；$P=0.003\,5$）。达格列净组和安慰剂组有相似比例的患者因不良事件（分别为5.5% 和5.7%）或严重不良事件（分别为29.5% 和33.9%）而终止研究。达格列净组未出现糖尿病酮症酸中毒不良事件，而安慰剂组中有 2 名患者。在没有 2 型糖尿病的患者中，未观察到糖尿病酮症酸中毒和严重的低血糖。

该试验提示，在慢性肾脏疾病患者中，无论是否患有 2 型糖尿病，达格列净明显降低了肾衰竭的风险，减少了心血管死亡或心力衰竭住院治疗的风险，延长了生存期。

（山西省心血管病医院　盖婉丽　杨　鹏）

（三）2020 ESC PARAGON-HF 研究：射血分数保留的心力衰竭患者收缩压应该控制在什么范围？

2020 年 8 月，ESC 大会公布了一项具有里程碑意义的PARAGON-HF 试验，结果表明射血分数保留（HFpEF）的心力衰竭患者收缩压（SBP）控制靶点为 120 ～ 130mmHg，其主要心血管和肾脏不良事件发生率最低。

PARAGON-HF 试验共纳入 4822 名症状性心力衰竭患者，随机分配至沙库巴曲缬沙坦组（97/103mg，每日 2 次）或缬沙坦组（160mg 每日 2 次）。平均随访 35 个月，主要复合终点为心力衰竭和心血管死亡。次要终点为肾功能恶化、纽约心功能分级改变和生活质量下降。

沙库巴曲缬沙坦组的主要复合终点事件为每年 12.8%，缬沙坦组为每年 14.6%，沙库巴曲缬沙坦组较缬沙坦组相对危险度减少 13%，但尚未达到统计学意义（*P*=0.059）。但是沙库巴曲缬沙坦组在次要终点事件获益明显。受试者女性占 52%，结果显示女性主要终点事件发生率降低 27%。治疗后收缩压低于 120mmHg 的 HFpEF 患者主要复合终点发生率为每年 15.2%；收缩压为 120 ～ 129mmHg 的患者为每年 14.49%；收缩压在 130 ～ 139mmHg 的患者为每年 12.2%，而 140mmHg 及以上的患者为每年 15.6%。通过多元回归分析校正心房颤动、性别、种族和其他一些潜在的混杂因素后，收缩压在 120 ～ 129mmHg 的患者风险依然最低。

　　该研究提示射血分数保留（HFpEF）的心力衰竭患者收缩压（SBP）控制靶点为 120 ～ 130mmHg，弥补了既往高血压指南中关于 HFpEF 患者的收缩压控制目标的循证依据。但是今后仍需要更多的机制研究，尤其探讨血压下降是改善心力衰竭的"因"还是"果"，沙库巴曲缬沙坦治疗的获益是来源于降压作用还是其他外在因素。

（山西省心血管病医院　王海雄　余星燕）

六、心房颤动研究进展

（一）EAST-AFNET 4 早期控制心房颤动心律会有更大获益

2020 虚拟线上 ESC 大会公布了 EAST-AFNET 4（早期治疗心房颤动、预防脑卒中）临床试验结果，经过 5 年多的随访证实，对新近诊断为心房颤动的患者，与控制心室率的治疗策略相比，尽早启动抗心律失常药物和（或）射频消融术可显著降低主要心血管不良结局风险。

几十年来，控制心律是否获益一直存有争议。大多数人都认为保持窦性心律会更好，但缺乏研究数据的支持。先前有关心房颤动（AF）心室率控制与心律控制的试验，例如，心房颤动心律管理的随访研究（AFFIRM），在临床结局方面没有显示出控制心律优于控制心室率的优势。

EAST-afnet4 是一项前瞻性、开放、盲法评估的临床试验。在欧洲 11 个国家的 135 个医学中心入选了 2789 名早期心房颤动的患者，平均 CHA2DS2 VASc 评分为 3.4 分。平均随访 5.1 年。

主要结果：包括心血管死亡、卒中、急性冠脉综合征或因心力衰竭恶化住院的复合终点，在心律控制组的年发生率是 3.9%，在心室率控制组的年发生率是 5%。控制心律，会使心血管死亡减少 28%，脑卒中减少 35%（$P < 0.05$）。两个治疗组的患者每年在医院度过的平均夜间数无差异，均为每年 5 个晚上。随机分配到心律控制组的患者中只有 8% 进行了心房颤动消融的初始治疗，这与目前的临床实践相一致。在 2 年内，心律控制组中有 19.4% 的患者接受了心房颤动射频消融治疗。

同时，15% 的心室率控制组患者接受了心律控制治疗，目的是帮助控制心房颤动的相关症状。试验组和对照组中近 3/4 的患者在 2 年内没有出现临床症状。与会专家认为，即使未能控制心律，也应很好地控制症状。

安全性终点：与心律控制治疗相关的严重不良事件，最常见的是药物相关的心动过缓，在 5.1 年的病程中发生率为 4.9%，相比之下，接受心室率控制的患者严重不良事件心动过缓的发生率为 1.4%。受试者在 2 年内 90% 以上的患者应用了口服抗凝剂，口服抗凝剂导致严重出血的年发生率约为 2%。

为何 EAST-AFNET 4 试验的结果与先前不同？可能有两个原因：首先 AST-AFNET 4 将心房颤动消融作为心律控制策略的一种选择，在诊断心律失常后不久就开始了治疗；其次，近 40% 的患者在随机分组时出现第 1 次心房颤动发作，从诊断到随机分组仅 36 天。有学者认为，一旦患者处在心房颤动中数月，心房就会受到严重的损伤，有些甚至是不可逆的。因此，如果心房颤动患者等待较长时间不进行治疗，会增加日后恢复和维持窦性心律治疗的难度。另外，流行病学研究显示，在心房颤动确诊 1 年后，心血管并发症的风险会显著增加，预防并发症存在窗口期。

本研究带给我们的启迪是，新诊断的心房颤动、CHA2DS2VASc 评分为 2 分或以上的患者，不仅应接受抗凝和心室率控制，还应在诊断时提供心律控制治疗。

EAST-AFNET4 是一项非常重要的临床研究，研究结论将推动这一领域的临床治疗理念向前迈进一大步，并有可能改变已有的临床实践。

（首都医科大学附属北京安贞医院
李艳芳　王成钢　魏路佳　祖晓麟
河北省廊坊市人民医院　张玲姬）

（二）2020 ESC 地高辛在 RATE-AF 试验中的结果令人惊讶

2020 虚拟线上 ESC 大会公布了 RATE-AF 试验结果，研究表明与 β 受体阻滞剂相比，地高辛可显著改善永久性心房颤动伴心力衰竭老年患者的症状和 NT-proBNP 水平。以往有关心房颤动（AF）的研究主要集中在阵发性和持续性心房颤动上，而永久性心房颤动研究较少。治疗心房颤动的核心问题是如何更好地控制心室率，通常会选择受体阻滞剂、非二氢吡啶类钙通道阻滞剂、地高辛这三类药物来控制心室率。但目前尚缺乏比较这些药物的随机对照临床试验。

该试验比较了比索洛尔和地高辛在老年永久性心房颤动和呼吸困难患者中的作用，共纳入 160 名受试者，平均年龄为 76 岁，其中 50% 是女性。主要终点是由患者报告 6 个月时的生活质量，并通过 SF-36 问卷形式进行评分。研究的主要和次要终点包括心室率、N- 末端 B 型利钠肽前体（NTproBNP）、左心室射血分数、SF-36 的其他条款和不良临床事件。

结果表明：两组患者用药后的心室率几乎相同。患者报告的用药 6 个月时的生理功能，在地高辛和 β 受体阻滞剂之间没有显著性差异。根据修订的欧洲心律协会（EHRA）的症状评分，接受地高辛治疗的患者中超过 50%、接受 β 受体阻滞剂治疗的患者中不足 10% 症状评分改善了两个等级以上（心房颤动的 mEHRA 与心力衰竭的 NYHA 分级相似，范围从 Ⅰ～Ⅳ级）。在 6～12 个月，地高辛组的 NYHA 分级和 NTproBNP 水平的改善更为显著，但左心室射血分数在两组保持不变。虽然该试验没有针对临床事件提供证据，但地高辛组的全因死亡（4∶7）、心血管死亡（3∶15）和不良事件（29∶142）明显少于比索洛尔组。

研究者认为，地高辛可作为永久性心房颤动患者控制心室率的一线用药。

鉴于地高辛的背景，本试验的结果具有挑战性并令人惊讶。首先，地高辛早已失宠，主要源于既往的研究报告认为地高辛与死亡率增加相关。RATE-AF Trial 为地高辛辩护，为其正名，具有新意。以前的观察结果存在选择偏差、导致数据混淆，而将安慰剂对照的 DIG 试验进行再分析后有力地支持了这一新观点。

研究者们认为，临床上可能更喜欢用 β 受体阻滞剂来控制心室率，这种偏差可能源于 β 受体阻滞剂对射血分数降低的心力衰竭或心肌梗死患者的有益作用，但不能忽视心房颤动本身会减轻这种获益。主要研究者 Kotecha 教授对心力衰竭患者 10 个随机对照试验进行了荟萃分析，结果发现，β 受体阻滞剂并不能降低心房颤动患者的死亡率。

今后的研究需要搞清楚心房颤动患者的症状是源于心律，还是源于药物？众所周知，肾上腺素能阻断会产生某些副作用。虽然安慰剂对照的数据提示 β 受体阻滞剂有反安慰剂效应。

这项试验有两个优势：①在一个临床证据缺乏的领域，做出了有价值的补充。长期以来，在诊所就医的心房颤动患者中，近 50% 是患有永久性心房颤动的老年人，他们主诉呼吸困难。心室率控制不佳，需要得到关注。② RATE AF 研究结果表明，地高辛是有效的治疗药物。观察指标如心室率和血 BNP、临床事件（心血管死亡和不良事件）及患者主观报告的结果都有利于地高辛。目前，美国的临床医生对地高辛有些恐惧，但此项研究结果令人惊讶，地高辛的副作用大大减少，因此尚需对这一结果持谨慎态度。

开放标签试验的自然属性是否会因为安慰剂和反安慰剂效应导致临床改善或恶化的公正判断？目前尚无答案。过去，地高辛可能被不公平地对待，今后继续使用需要努力。地高辛应用过程中，临床医生必须考虑药物的相互作用、肾脏功能及合并症，并对血浆浓度保持警惕。

另一个问题是研究者没有将地高辛与钙通道阻滞剂进行比较。对于没有实质性收缩功能损害的患者，非二氢吡啶类钙拮抗剂是合理的心率控制药物，但临床应用较少，对于心房颤动心室率较快的患者，三药联合控制心室率的效果可能会更好。

本研究中入选患者的基线心率约为 100 次 / 分，这点很重要，因为许多永久性心房颤动患者的心室率较高，静息心室率达 140 ～ 150 次 / 分，此时单用地高辛难以控制。

RATE AF 试验结果提示：地高辛在某些永久性心房颤动患者中疗效优于 β 受体阻滞剂。但将地高辛升级为心房颤动的一线治疗药物，还有许多工作要做，特别是与非二氢吡啶类钙通道阻滞剂作对照研究，以便得出更有说服力的结论。

（首都医科大学附属北京安贞医院　李艳芳　蒋志丽

战略支援部队特色医学中心　曾　源

飞利浦中国投资有限公司　王兆宏）

（三）2020 ESC IMPACT–AFib 试验：科普类邮件未能增加心房颤动患者口服抗凝药的使用率

2020 年 8 月 ESC 会议公布了 IMPACT–AFib 试验结果，研究显示科普类邮件未能增加心房颤动患者口服抗凝药的使用率。众所周知，口服抗凝药（OACs）在预防心房颤动（AF）患者卒中事件方面应用不足，那针对患者和医疗保健提供者的教育干预是否有助于提高其使用率？

该试验纳入 47 333 名年龄 ≥ 30 岁且符合指南 OAC 适应证（CHA 2 DS 2 –VASc 评分 ≥ 2）的患者。排除标准为 12 个月内服用过抗凝药或 6 个月内因出血入院。患者被随机分为教育干预组和对照组，前者患者和他们的医疗服务提供者在试验开始时收到一封关于心房颤动卒中预防知识的邮件，后者接受常规治疗。

在 12 个月的试验过程中，干预组中 2328 例（9.89%）患者、对照组中 2330 例（9.80%）患者开始服用 OAC。校正后的 *OR* 值为 1.01（95%*CI*：0.95 ～ 1.07），两组间差异无统计学意义。研究人员发现，从数量上讲更多的患者在寄出邮件后较早开始服 OAC，但这种效果会随着时间的推移而减弱。缺血性卒中和大出血在两组间无显著差异。

IMPACT–AFib 试验试图通过发送教育信件来提高心房颤动患者 OAC 应用比例。虽然该研究最终未达到主要终点，但仍然发现，在患者及其主治医生收到邮件的早期，更多患者开始了抗凝治疗，之后抗凝比例逐渐降低。这也提示我们，更频繁地发送邮件或给予健康教育可能有助于提高心房颤动患者的抗凝治疗率。

（山西省心血管病医院　乔娜婷　武志峰）

七、结构性心脏病研究进展

（一）2020 ESC EXPLORER 试验 – 给梗阻性
肥厚型心肌病带来希望的新药选择

2020 虚拟线上 ESC 大会公布了 EXPLORER 3 期试验结果。研究表明，马瓦卡坦（Mavacamten）能够早期、广泛地用于治疗不具备手术适应证的梗阻性肥厚型心肌病患者，改善他们的梗阻症状。

新型治疗药物马瓦卡坦是针对肥厚型心肌病（HCM）分子机制的第一个新型治疗药物，能够改善遗传性疾病 HCM 患者的症状和心脏功能。马瓦卡坦通过减轻左心室流出道（LVOT）的高压梯度而发挥治疗作用，LVOT 压力升高是梗阻性 HCM 的一个关键特征。

马瓦卡坦是心肌肌球蛋白腺苷三磷酸酶的一种小分子选择性变构抑制剂，通过减少肌动蛋白 – 肌球蛋白桥接的形成来改善 HCM 的病理生理学变化。马瓦卡坦能抑制心肌细胞的过度收缩，而过度收缩是导致心肌细胞肥大的关键机制，目前已有的用于 HCM 的治疗药物难以做到这一点。

入选患者中有 3/4 初始心功能为 NYHA2 级，这类患者更适合于接受药物治疗，对于 NYHA 3 级患者，往往采用侵入性、但通常有效的心肌切除术和酒精间隔消融术。EXPLORER–HCM 试验入选的患者没有需要立即手术的任何指征，尽管他们中的许多人可能会进展到 NYHA 3 级。服用马瓦卡坦的患者中有 27% 达到了症状完全缓解的效果，所有 LVOT 梯度降低到小于 30mmHg。安慰剂对照组中只有 1% 的患者实现了这一目标，结果提示，马瓦卡坦能够显著缓解症状、改善 LVOT 梗阻。采用马瓦卡坦治疗的梗阻性肥厚型心肌病患者的血流动力学状态、心功能和主观幸福感都得到有临床意义的改善。

与会专家认为，马瓦卡坦甚至可以与外科手术和消融疗法的治疗效果相媲美。试验组有 74% 的患者 LVOT 峰值梯度降低到低于间隔缩小治疗指导阈值的 50mmHg，而安慰剂组只有 21%，表明马瓦卡坦可能会成为高度专业化的外科手术和消融疗法的有效替代品。

目前，临床上有一些治疗梗阻性肥厚型心肌病的药物，但比较古老，而且最初是为其他疾病所开发。这些药物包括 β 受体阻滞剂，非二氢吡啶类钙通道阻滞剂和钠通道阻滞剂双异丙吡胺，但临床上往往无效、还可能造成严重的副作用。

在 EXPLORER-HCM 中，马瓦卡坦治疗组和安慰剂组的患者均可接受 β 受体阻滞剂和钙通道阻滞剂治疗，但两组参试者都没有接受延长 QT 间期的药物双异丙吡胺。

但也有专家认为，从试验设计角度，马瓦卡坦没有与双异丙吡胺进行比较，而后者是比 β 受体阻滞剂或钙通道阻滞剂更有效降低压力梯度和改善症状的药物，因此，目前不能完全推断出这种新药优于双异丙吡胺或黄金标准手术心肌切除术。

已有的研究表明，约 1/5、症状较少的梗阻性 HCM 患者对双异丙吡胺反应不明显，还有部分患者对双异丙吡胺的反应随着时间的推移而失效。因此，双异丙吡胺具有局限性，而 EXPLORER-HCM 试验为梗阻性 HCM 患者提供了一种额外有效的药物选择。

EXPLORER-HCM 研究在 13 个国家入选了 251 名患有梗阻性 HCM 的成人，随机接受马瓦卡坦（起始剂量 5mg/d，滴定到 15mg/d）或安慰剂治疗。入选患者的 LVOT 峰值梯度至少为 50mmHg，左心室射血分数（LVEF）至少为 55%，NYHA 心功能分级为 2 级或 3 级。最终筛选出 73% NYHA 2 级的患者进入试验

（主要结果见表 2）。

表 2　马瓦卡坦治疗效果评价

终点	马瓦卡坦组（n=123）	安慰剂组（n=128）	95% 置信区间	P 值
主要终点 [a]（%）	36.6	17.2	19.4（8.7～30.1）	0.000 5
运动后左心室流出道压力梯度的变化（mmHg）	−47	−10	−36（−43.2～28.1）	< 0.000 1
峰值耗氧量的变化[ml/（kg·min）]	1.40	−0.05	1.35（0.58～2.12）	0.000 6
≥ 1 NYHA 心功能分级改善（%）	65.0	31.3	34（22.2～45.4）	< 0.000 1

a. pVO$_2$ 增加 ≥ 1.5ml/（kg·min），NYHA 等级改善 ≥ 1；或 pVO$_2$ 增加 ≥ 3.0ml/（kg·min），NYHA 等级无恶化

在意向治疗分析中发现，接受马瓦卡坦治疗的患者中有 36.6%、接受安慰剂治疗的患者中有 17.2% 达到了主要复合终点（P=0.000 5），包括峰值耗氧量（pVO$_2$）增加 1.5ml/（kg·min）或以上，以及 NYHA 心功能分级至少改善一级；或 pVO$_2$ 至少增加 3.0ml/（kg·min）、心功能无恶化；试验观察时间为 30 周。

与对照组相比，接受马瓦卡坦治疗的患者在运动后左心室流出量梯度、NYHA 分级和两种基于评分的症状评估（堪萨斯城心肌病问卷临床总结和肥厚性心肌病症状问卷 - 气短）的终点都有显著改善。

两组的安全性和耐受性结果基本相似。严重不良事件在阿瓦卡坦组和安慰剂组各为 11 例。

研究结果提示，马瓦卡坦是一种很有前途的治疗药物，能够缓解并减少梗阻性肥厚型心肌病患者的流出道梯度和改善心功能分级。

尽管严重不良事件较少，但值得注意的是，在试验期间，马瓦卡坦组有 7 例患者、而安慰剂组只有 2 例患者的左心室射血分数降至 50% 以下，而在停药后，左心室射血分数会正常化，因此，应该谨慎提高马瓦卡坦的药物上调滴定剂量。

目前，马瓦卡坦还存在一些未知的问题尚待解决。例如，在门诊给患者用药的剂量安全性如何？马瓦卡坦是否可以推广到一般的医疗机构、同时不让服药患者过多地降低射血分数？迄今为止，马瓦卡坦的长期疗效和长期安全性尚缺乏有效的试验证据。

在今后的临床试验中需对服用马瓦卡坦的患者进行长期随访，以便得到有效的答案。未来，如果马瓦卡坦能在年轻的患者中发挥更好的治疗作用，将会成为遗传性心肌病领域的一个伟大的里程碑药物。

（首都医科大学附属北京安贞医院

李艳芳　王喜福　叶　明　张慧敏）

（二）2020 ECS POPular TAVI 试验：
TAVI 术后更倾向于单用阿司匹林抗栓治疗

经导管主动脉瓣植入术（TAVI）后的缺血和出血并发症发生率相对较高，且与死亡率增加相关。为进一步研究 TAVI 后如何改善出血和临床净获益，POPular TAVR 研究在两个不同队列中评估了氯吡格雷联合阿司匹林和阿司匹林单药治疗的疗效。

队列 A 评估无口服抗凝治疗指征（OAC）的患者单独使用阿司匹林与阿司匹林加氯吡格雷的疗效，队列 B 评估了有 OAC 治疗指征的患者单独使用 OAC 与 OAC 加氯吡格雷的疗效。最近公布了队列 B 的结果，主要发现是单独使用 OAC 比使用 OAC 加 3 个月氯吡格雷的严重出血发生率低。

队列 A 公布了 665 例无 OAC 适应证的患者单用阿司匹林与阿司匹林加氯吡格雷 3 个月的疗效对比结果。排除 TAVR 术前 3 个月内接受药物洗脱支架术或 1 个月内接受裸金属支架术的患者。

共同的主要终点都是出血（包括手术相关出血和非手术相关出血），在这两种情况下，与阿司匹林加氯吡格雷相比，单用阿司匹林 1 年后的出血量明显减少。所有出血发生在接受阿司匹林单独治疗的患者中有 15.1%，而接受阿司匹林加氯吡格雷治疗的患者中有 26.6%（$RR=0.57$；$95\%CI$：$0.42 \sim 0.77$；$P=0.001$）。非手术相关性出血发生在接受阿司匹林单独治疗的患者中有 15.1%，而接受阿司匹林加氯吡格雷治疗的患者中有 24.9%（$RR=0.61$；$95\%CI$：$0.44 \sim 0.83$；$P=0.001\,5$）。

次要复合终点为出血和血栓栓塞事件（心血管死亡、非手术性出血、全因卒中或心肌梗死），阿司匹林单药治疗（23.0%）优于联合治疗（31.1%）（差值 -8.2 个百分点；非劣效性 $95\%CI$：$-14.9 \sim 1.5$；$P < 0.001$；$RR=0.74$；优效性 $95\%CI$：$0.57 \sim 0.95$；$P=0.04$）。两组间仅血栓栓塞事件的次要复合终点（心血管死亡、缺血性卒中或心肌梗死）呈非劣效性，阿司匹林单药治疗患者的次要终点发生率为 9.7%，而阿司匹林联合氯吡格雷治疗的患者为 9.9%（差异 -0.2 个百分点；非劣效性 $95\%CI$：$-4.7 \sim 4.3$；$P= 0.004$）。

与阿司匹林联合氯吡格雷相比，单用阿司匹林可以显著降低出血率，绝对危险度减少了 10% 以上。同时，与阿司匹林联合氯吡格雷相比，单独服用阿司匹林并不会导致血栓栓塞事件的增加，这在次要终点中可体现。

此项研究主要由荷兰圣安东尼乌斯医院完成。研究结果表明，接受 TAVI 治疗的患者，如果既往没有口服抗凝剂，近期也没有进行冠状动脉支架置入术，可以单独应用阿司匹林。

POPular TAVI 的研究结果是对现行临床实践的重大挑战，目前的指南建议在 TAVI 术后需进行 3 ~ 6 个月的双重抗血小板治疗。本研究结论可能会影响未来的指南制定。POPular TAVI 试验已同时在线发表于《新英格兰医学杂志》。

研究者指出，入选 POPular TAVI 试验的患者分为两组，即 A 组和 B 组。B 组是已经服用抗凝剂作为其他疾病适应证的患者，添加氯吡格雷不但不增加获益，反而会增加出血风险。研究结果曾在今年早些时候发表；A 组患者虽然接受了 TAVI 手术，但没有长期抗凝适应证，这次公布的 A 组结果与 B 组既往的结果相似，阿司匹林单独使用比阿司匹林加氯吡格雷更可取。

既往采用双重抗血小板治疗（DAPT）的建议主要源于接受经皮冠状动脉介入治疗（PCI）的患者双抗治疗的获益；因此，人们认为，基于支架输送 TAVI 的患者同样会受益。

然而，TAVI 患者来自不同的人群，年龄比 PCI 患者大得多，平均年龄在 80 岁以上，而且存在多种合并症，因此会有更高的出血风险，而且用于 TAVI 的导管比 PCI 的导管粗大，还需要采用经股动脉路径，这两个因素都会增加出血风险。

试验中发现，接受双重抗血小板治疗的患者发生大出血的概率较高，而且添加氯吡格雷并不能降低发生重大血栓事件的风险，如脑卒中、心肌梗死（MI）或心血管（CV）死亡。本研究结果提示，鉴于 TAVI 操作程序和药物均与术后数天脑卒中的发生率增加相关，因此，术后不增加服用抗血小板药物的种类、有助于减少出血性脑卒中是合理且可行的。

（首都医科大学附属北京安贞医院　李艳芳　王　梅

山西省心血管病医院　李　俐　暴清波

解放军第二医学中心　胡亦新

河北唐山工人医院　高夏青）

八、风险评估研究

2020 ESC HOME–PE 试验：血流动力学稳定的急性肺栓塞患者可否在家中接受治疗？

在过去的 10 年中，一些研究证明了对血流动力学稳定的急性肺栓塞（PE）患者进行家庭治疗的可能性。但是，关于门诊患者的最佳转诊策略和标准仍存在争议。欧洲指南建议采用肺栓塞严重度指数（PESI）评分或简化 PESI 评分（sPESI）评估全因死亡的风险，sPESI 评分为 0 的患者，如果能够给予充分的随访和抗凝治疗，可以在家中治疗。

HOME–PE 试验是一项开放性非劣效性研究，旨在对比基于 Hestia 标准的策略是否至少与基于 sPESI 评分的策略用以选择患者进行家庭治疗一样安全。共有 1974 例血压正常的急性肺栓塞患者于急诊就诊，将其随机分为 sPESI 组和 Hestia 组。sPESI 组的患者，如果 sPESI 评分为 0，门诊接受治疗，否则住院治疗。Hestia 组的患者，如果 11 个标准均为阴性，门诊接受治疗，否则住院治疗。在这两个组中，主治医师都可以因为医疗或社会原因而否定治疗地点的决定。

在 Hestia 组和 sPESI 组中，主要结果包括复发性静脉血栓栓塞、大出血和 30 天内全因死亡的主要结果分别为 3.8% 和 3.6%，证实为非劣效性（$P=0.005$）。与 Hestia 组（39.4%）相比，sPESI 组中需要家庭护理的患者比例更高（48.4%）；但是，医师否认 sPESI 的次数多于 Hestia。因此，患者在 24 小时内出院接受家庭治疗的比例相似：Hestia 组为 38.4%，sPESI 组为 36.6%（$P=0.42$）。所有在家接受治疗的患者的并发症发生率均较低。

Hestia 方法至少对血流动力学稳定的 PE 患者进行门诊分诊与 sPESI 评分一样安全。这些结果支持使用 Hestia 方法或 sPESI 评分对急性 PE 患者进行门诊治疗判断，两种分诊策略均可以使 1/3 以上的 PE 患者在家中接受治疗，并发症发生率低。

（山西省心血管病医院　武　丽　徐继尧）

九、指南更新

（一）2020 ESC 运动心脏病学与心血管疾病患者
锻炼临床实践指南

2020 年 8 月，ESC 虚拟线上会议公布了有史以来首个 ESC 心血管疾病患者运动和体育锻炼指南。指南内容包括对参加休闲和竞技运动者进行心血管疾病（CVD）和风险分层的识别、体育活动、休闲运动和竞技体育的定义和特点，以及对心血管疾病患者的运动推荐建议。具体如下：

对于专业运动员而言，需要制定专业的心血管疾病筛查策略。年轻运动员（＜ 35 岁）的心源性猝死主要由心脏结构异常和电性疾病引起，包括心肌病、离子通道疾病、冠状动脉异常和后天性心脏病。在成年和高级运动员中，动脉粥样硬化性心脏病是导致严重不良心血管事件的主要原因。可通过病史、体格检查或心电图（ECG）进行心血管疾病筛查，但具有局限性。对于冠心病风险较高的运动员，可根据 ESC 冠心病风险评估（SCORE）系统进行运动心电图评估血压对运动的反应、运动诱发的心律失常及评估临床症状与训练的关系。成年和老年人，特别是那些初级或中级剧烈运动的人，运动测试或心肺运动测试（CPET）是评估心血管健康的有效手段。

对于参加休闲运动或锻炼的人群，规律的体育活动可降低心血管和全因死亡率。虽然高强度的体育活动和健身运动与较低的全因死亡率、较低的 CVD 发生率相关，但是如果有潜在的心血管疾病，剧烈运动可能会危及生命。本指南建议对运动生理反应、体育活动概念和特征等有基本的了解。

体育活动、锻炼及身体健康的概念：体育活动是指骨骼肌产生的任何会导致能量消耗的身体运动。而锻炼或运动训练是一种结构化、重复性且旨在改善或维持身体健康的一个或多个要素的体育活动。身体健康包括 5 个主要组成部分。①形态成分：体重，皮下脂肪分布，腹部内脏脂肪，骨密度和柔韧性；②肌肉成分：力量或爆发力、等长力量、肌肉耐力；③运动成分：敏捷性，平衡性，协调性，运动速度；④心肺成分：耐力或最大运动能力，最大有氧运动能力，心功能，肺功能，血压；⑤代谢成分：葡萄糖耐量，胰岛素敏感性，脂质和脂蛋白代谢，底物氧化特性。

运动处方的基本原则：运动频率通常指每周参加运动的次数，指南建议每周至少进行 150 分钟中等强度的运动。运动强度是指运动时用力的大小和身体的紧张程度。绝对强度是指运动过程中的能量消耗率，通常表示为 kcal / min 或代谢当量（METs）。相对运动强度是指个体在运动过程中所保持的最大力量（负荷），以最大有氧运动能力（VO_{2max}）的百分比表示。关于运动型，传统分为耐力运动和阻力运动，根据代谢可分为有氧运动与无氧运动，根据肌肉收缩型分为等张运动和等长运动。

对相关概念明确后，指南中对常见心血管疾病的患者给予运动建议。对于患有心血管疾病的个体而言，有规律的锻炼可降低动脉粥样硬化发生风险。事实上，运动与心血管和全因死亡率之间存在剂量 – 效应关系，与久坐不动的人群相比，规律锻炼人群的心血管不良事件风险可降低 20% ～ 30%。指南建议所有心血管疾病患者每周至少 150 分钟的中等强度有氧运动（或每周 75 分钟的高强度运动）。对于肥胖、高血压控制良好、血脂异常或糖尿病的患者，每周在中等或剧烈的有氧运动后增加 3 次以上阻力训练。

指南针对常见心血管疾病提供了运动建议，包括冠状动脉疾病、心力衰竭、瓣膜性心脏病、主动脉病变、心肌病、心肌炎和心包炎、成人先天性心脏病、心律失常、离子通道病、外周动脉疾病及具有置入式心脏电子设备或心室辅助设备的个体。详细推荐意见如下：

1. **冠心病** 对于无症状的慢性冠状动脉综合征患者，如果影像学检查或常规运动负荷试验未出现心肌缺血，可根据个体评估情况参与所有型的运动，包括竞技运动（Ⅱa，C）。

对长期慢性冠状动脉综合征患者进行运动的推荐如下。

（1）在运动前对已有慢性冠脉综合征的患者进行运动引起不良事件风险分层（Ⅰ，C）。

（2）慢性冠脉综合征患者应定期随访和运动风险评估（Ⅰ，B）。

（3）建议根据现行指南对患有 CAD 不良事件高风险的个体进行管理（Ⅰ，C）。

（4）运动不良事件发生风险较低的冠心病患者，在除外少数特殊情况的条件下（如高龄患者、极限运动等），可以参加竞技或休闲体育活动（Ⅱa，C）。

（5）运动不良事件高风险的个体，包括那些具有持续性缺血的患者，建议进行休闲运动（Ⅱb，C）。

（6）不建议运动性不良事件高危人群或残留缺血性疾病患者参加竞技性运动（个别技能运动除外）（Ⅲ，C）。

对于心肌桥患者，若极量运动试验不能诱发出心肌缺血或室性心律失常，可考虑参加竞技和休闲运动（Ⅱa，C）。极量运动试验期间有持续性心肌缺血或复杂性心律失常，不建议参加竞技和休闲运动（Ⅲ，C）。

急性冠脉综合征后恢复运动的建议如下。

（1）建议所有冠心病患者进行以运动为基础的心脏康复，以降低心脏死亡率和再次住院（Ⅰ，C）。

（2）对于冠心病患者如何提高运动量和强度在早期应考虑给予其鼓励和心理支持及个体化建议（Ⅱa，B）。

（3）低危患者应考虑适合个人强度水平的所有体育活动（Ⅱa，C）。

2. **心力衰竭** 指南对于中低射血分数心力衰竭患者的锻炼建

议如下。

（1）推荐所有中低射血分数心力衰竭患者常规运动并制定个体化运动方案（Ⅰ，A）。

（2）推荐所有病情稳定的患者进行以运动为基础的心脏康复，以提高运动能力及生活质量，降低再住院率（Ⅰ，C）。

（3）除了每年进行心脏评估外，增加运动强度时应重新进行临床评估（Ⅱa，C）。

（4）关于如何提高运动量和强度应当考虑心理支持及个体化建议（Ⅱa，C）。

（5）病情稳定的患者可以考虑进行中低强度的娱乐性体育活动和有计划的锻炼（Ⅱb，C）。

（6）对于希望重返高强度有氧运动和混合耐力运动的低风险患者，可以考虑使用高强度间歇训练计划（Ⅱb，C）。

对于心力衰竭患者的运动建议如下。

（1）心力衰竭患者在进行体育运动之前，先进行心力衰竭危险因素控制和治疗优化，包括置入装置（如果适用）（Ⅰ，C）。

（2）低风险心力衰竭患者经过全面评估排除所有禁忌证、病情稳定至少4周、优化治疗和心功能Ⅰ级（NYHA分级）功能状态后，可参加体育活动（Ⅱa，C）。

（3）稳定、无症状且经过优化治疗的中等射血分数心力衰竭患者可以考虑中低强度的娱乐活动、技能、力量、混合运动或耐力运动（Ⅱb，C）。

（4）某些病情稳定、无症状、经过优化治疗的中等射血分数心力衰竭患者，其运动能力超出年龄平均水平的可以考虑适合其个人能力的高强度休闲运动（Ⅱb，C）。

（5）对于稳定且经过优化治疗的HFrEF患者（若能耐受）可以考进行低强度运动（Ⅱb，C）。

（6）HFrEF患者不论症状如何，均不建议进行高强度力量和耐力运动（Ⅲ，C）。

对于射血分数保留的心力衰竭患者，指南建议如下。

（1）射血分数保留性心力衰竭患者进行中等耐力和动态抗阻运动，同时进行生活方式干预，并对心血管危险因素进行最优治疗（Ⅰ，C）。

（2）在极量运动试验中，没有特定异常的稳定患者可以考虑参加竞技运动（Ⅱb，C）。

3. 心脏瓣膜病　对于心脏瓣膜病患者推荐如下。

（1）患有严重主动脉瓣狭窄患者不推荐进行中等强度或高强度的竞技运动和休闲运动（Ⅲ，C）。

（2）射血分数小于 60% 的重度二尖瓣反流患者不推荐参与竞技运动（Ⅲ，C）。

（3）左心室射血分数 ≤ 50 和（或）运动性心律失常的重度主动脉瓣关闭不全患者不推荐参与任何中等强度和高强度的竞技运动或休闲锻炼（Ⅲ，C）。

（4）重度二尖瓣狭窄的患者不推荐参与任何竞技运动、中等或高等强度的休闲运动/锻炼（Ⅲ，C）。

4. 心肌病及心肌炎　患有急性心肌炎或心包炎的患者在炎症活跃时不应参加任何运动。患有心肌病或已消退的心肌炎或心包炎的个人，如果希望参加定期运动，应该全面评估运动引起心律失常的风险。对于可能或明确诊断为心肌炎或心包炎者，不推荐在炎症活跃时参加休闲或竞技运动。急性心肌炎后 3 ～ 6 个月不推荐参加中到高强度锻炼（Ⅲ，C）。

（1）对所有定期锻炼的心肌病患者进行危险分层的年度评估（Ⅰ，C）。

（2）对于肥厚型心肌病患者，如果有心搏骤停史，或不明原因晕厥，静息左心室流出道压力阶差 > 30mmHg，运动引起血压异常或心律失常的人群，不推荐进行中等强度或高强度的竞技和娱乐运动（Ⅲ，C）。

（3）不推荐心律失常性心肌病患者参加高强度的娱乐活动

或任何竞技运动（Ⅲ，C）。

（4）对于扩张型心肌病患者，出现以下任何一种情况，均不推荐参加高强度或极高强度的运动：心搏骤停或不明原因晕厥的症状或病史、左心室射血分数小于 45%、动态心电图或运动试验中频发室性心律失常、心脏磁共振显示广泛的晚期钆增强（>20%）、高危基因型（Ⅲ，C）。

5. 心律失常　心律失常患者运动管理的指导原则：①预防运动过程中危及生命的心律失常；②进行症状管理以允许运动；③防止运动加重心律失常。不同心律失常患者的推荐建议如下。

（1）心房颤动患者：对于心房颤动患者，指南建议：①推荐进行规律体育锻炼，以预防心房颤动（Ⅰ，A）；②推荐在参加体育运动前评估结构性心脏病、甲状腺功能、酗酒或滥用药物，以及其他会导致心房颤动的原因（Ⅰ，A）；③对于复发性心房颤动且不想接受药物治疗的患者，推荐进行心房颤动消融（Ⅰ，B）；④不推荐正在接受抗凝治疗的心房颤动患者进行有直接身体接触或容易受伤的运动（Ⅲ，C）。

（2）室上性心动过速：指南对预激性阵发性室上性心动过速患者给予锻炼推荐，建议：①对于有心悸症状的患者，推荐进行综合评估，排除潜在的预激综合征、结构性心脏病及室性心律失常（Ⅰ，B）；②推荐预激综合征并确诊心律失常的竞技运动和业余运动员进行旁道消融（Ⅰ，C）；③对于无症状预激的竞技或专业运动员，推荐进行 EP 检查及评估猝死风险（Ⅰ，B）。

（3）室性期前收缩及室性心律失常：对于室性期前收缩及室性心律失常患者的锻炼建议：①对于基线心电图检查有 ≥ 2 次连发室性期前收缩的患者进行全面评估，以排除潜在的结构性心脏病或心律失常情况（Ⅰ，C）；②推荐有频发室性期前收缩或非持续性室性心动过速的患者，进行全面的检查，包括动态心电图、12 导联心电图、运动试验及相应的影像学检查（Ⅰ，C）。

（4）长 QT 综合征：对于长 QT 综合征患者的运动指南建议：

①推荐所有已出现症状的 LQTS 或 QTc 延长的运动锻炼者接受目标剂量 β 受体阻滞剂（Ⅰ，B）治疗；②推荐患有 LQTS 的个体应避免使用可能引起 QT 延长的药物及避免电解质失衡的药物（Ⅰ，B）；③无论是否服用 β 受体阻滞剂，都不推荐 QTc ＞ 500 毫秒或经过遗传学证实的 LQTS（男性 QTc ≥ 470 毫秒，女性 QTc ≥ 480 毫秒）患者参加高强度的娱乐和竞技运动（Ⅲ，C）。

（5）Brugada 综合征：指南对 Brugada 综合征患者的运动推荐意见为：①对于伴心律失常性晕厥或心脏性猝死预兆的 Brugada 患者，推荐置入 ICD（Ⅰ，C）；②不推荐在显性 BrS 或表型阴性突变携带者中使用可能会加重 BrS、电解质紊乱的处方药物，不推荐此患者进行会使体温升高 39℃以上的运动（Ⅲ，B）。

（6）具有置入式心脏电子设备的患者：指南建议如下。①推荐带或不带再同步功能的置入式电子设备且有潜在疾病的患者遵循与潜在疾病有关的指南推荐（Ⅰ，B）；②当指南建议限制运动时，不推荐使用 ICD 代替疾病相关的建议（Ⅲ，C）。

6. 先天性心脏病 指南推荐所有先天性心脏病患者定期参加中等强度的运动（Ⅰ，B）；不推荐心功能 3 ～ 4 级或有潜在严重心律失常的先天性心脏病患者进行竞技性运动（Ⅲ，C）。

7. 高血压患者 高血压患者每天应至少进行 30 分钟的中等强度有氧运动（步行、慢跑、骑自行车或游泳），每周 5 ～ 7 次。另外，还建议每周 2 ～ 3 天的阻力训练，其降压效果可能与有氧运动相当，甚至效果更明显。 如果需要参与高强度的运动，运动前需要评估心血管情况，以识别是否有运动诱发症状、对运动的血压反应过度以及是否存在靶器官损伤。如果血压控制不佳，静息收缩压 ＞ 160mmHg，则应推迟极量运动试验，直到血压得到控制。对于血压没有得到控制的患者，建议暂时限制参加竞技运动，但技巧性运动除外。 对于高血压高危人群，即使血压控制良好，也不建议进行铁饼、标枪、铅球和举重等高强度力量运动项目，其他竞技运动可以参加。在参加运动期间，建议根据高血压的严重程度和风险定期进行随访。该指南中对于高血压患者的运动推荐为：①对于血压控制良好患者，推荐每周进行抗阻训练（≥3 次），并进行中等或高强度的有氧运动（每次至少 30 分钟，每周 5～7 天），以降低血压及血管疾病的风险（Ⅰ，A）；②对于血压未得到控制的患者（SBP > 160mmHg），不推荐进行高强度运动（Ⅲ，C）。

8. 外周动脉疾病患者　对于外周动脉疾病患者指南建议每周至少 150 分钟的中等强度有氧运动，或每周 75 分钟的剧烈有氧活动，或两种运动组合（Ⅰ，C）。

（山西省心血管病医院　耿建慧　王建玲）

（二）2020 ESC 非 ST 段抬高型急性冠脉
综合征（NSTE-ACS）管理临床实践指南

2020 年 8 月 29 日 ESC 虚拟线上会议发布了最新版非 ST 段抬高型急性冠脉综合征（NSTE-ACS）管理指南。随着新的研究证据不断涌现，该指南在 2015 版基础上进行了进一步更新，更新内容主要包含：（NSTE-ACS）的诊断、风险分层、抗栓治疗和侵入性治疗策略等，主要更新推荐要点如下：

1. 诊断　在疑似 NSTE-ACS 的诊断中，高敏心肌肌钙蛋白（hs-cTn）是比肌酸激酶（CK）、肌酸激酶同工酶（CK-MB）和肌红蛋白更敏感、更特异的心肌损伤生物标志物。本次指南建议出于诊断目的，除 hs-cTn 外，不推荐常规使 CK、CK-MB、心脏型脂肪酸结合蛋白（h-FABP）和和肽素等。hs-cTn 检测比传统检测方法提高了在急性心肌梗死（AMI）症状出现时的诊断准确性，特别是胸痛发作早期的患者，可为 AMI 的早期诊断提供很高的诊断准确性。本次指南仍使用快速"纳入"和"排除"流程进行诊断，但推荐最优选择使用 0 小时 /1 小时流程（0 小时和 1 小时抽血）或次优选择 0 小时 /2 小时流程（0 小时和 2 小时抽血），需要使用经过验证的 hs-cTn 试剂（Ⅰ，B）。0 小时 /2 小时流程为新增内容，而 0 小时 /3 小时流程由 2015 年的 Ⅰ 类推荐降为（Ⅱa，B）推荐。

详细内容如下。

（1）建议根据临床病史、症状、重要生命体征、其他体格检查结果、心电图和实验室结果（包括 hs-cTn）综合诊断和初步短期风险分层（Ⅰ，B）。

（2）建议入院后立即使用 hs-cTn 测量，并在采血后 60 分钟内获得结果（Ⅰ，B）。

（3）如果可以使用经过验证的 0 小时 /1 小时 hs-cTn 检测，建议使用 0 小时 /1 小时方法（Ⅰ，B）。

（4）如果 0 小时 /1 小时方法检测的前两次 hs-cTn 无法确诊，而临床条件仍提示 ACS，则建议 3 小时后复测（Ⅰ，B）。

（5）作为 0 小时 /1 小时的替代方法，如果 hs-cTn 测试采用经过验证的 0 小时 /2 小时试剂，建议使用 0 小时 /2 小时方法（Ⅰ，B）。

（6）作为 0 小时 /1 小时的替代方法，如果 hs-cTn 检测 0/3 小时方法可行，可以考虑使用在 0 小时和 3 小时进行血液采样的快速排除和纳入诊断流程（Ⅱa，B）。

（7）为进行初步诊断，除 hs-cTn 外，不建议常规测量其他生物标志物，如 h-FABP 和和肽素。

在诊断过程中影像方面的建议推荐也有更新。对于具有低至中等临床风险的患者，如果肌钙蛋白和（或）心电图正常或临界时，推荐使用冠状动脉 CTA 替代冠状动脉造影排除 ACS，由 Ⅱa 升级为（Ⅰ，A）。而且本次指南在心电监测方面的推荐均升级为 Ⅰ 类推荐。具体为：建议对患者进行连续心电监护直到确诊或排除（Ⅰ，C）。对于心律失常风险低的 NSTE-ACS 患者，建议监测心律直至 24 小时或经皮冠状动脉介入治疗前（Ⅰ，C）。中、高心律失常风险的患者，推荐监测心律＞ 24 小时（Ⅰ，C）。

2. 危险分层　本指南在 NSTE-ACS 危险分层建议应考虑测量 BNP 或 NT-proBNP 血浆浓度以预测患者的预后信息（Ⅱa，B）；同时由建议使用已建立的风险评分进行预后评估改为建议使用 GRACE 风险评分模型评估预后，但该推荐由Ⅰ类降至Ⅱa类。

3. 侵入性治疗策略　对于极高危 NSTE-ACS 患者短期和长期预后较差，所以建议采取立即侵入性策略（即入院后 2 小时内，类似于 STEMI 处理），不考虑心电图或生物标志物检测结果均应进行血运重建。没有 PCI 条件的中心必须立即转移患者至有 PCI 条件的医疗中心。

对于高危患者为了降低重大不良事件的风险，新版指南建议在 24 小时内针对以下任何高危标准采取早期常规侵入性治疗（Ⅰ，C）：基于 hs-cTn 测量确诊的非 ST 段抬高型心肌梗死（NSTEMI）、GRACE 风险评分＞ 140、动态或可能是新的连续 ST-T 改变提示进行性缺血、短暂性 ST 段抬高。对于低危患者，建议进行适当的缺血负荷试验或通过 CCTA 检测梗阻性冠状动脉疾病后采取选择性侵入性策略（Ⅰ，A）。而对于在院外心搏骤停后没有 ST 段抬高成功复苏的血流动力学稳定的患者，应考虑延迟血管造影，而不是立即血管造影（Ⅱa，B）。对 NSTE-ACS 患者的观察性研究发现与非手术治疗相比，早期介入干预的获益可能与完全血运重建有关，而不是仅处理罪犯血管，接受 PCI 治疗的多支冠状动脉病变的 NSTE-ACS 患者中，同期完全血运重建的累计死亡率显著低于仅处理罪犯病变（22.5% vs. 25.9%，$P=0.000\,5$）。尽管同期完全血运重建术的住院死亡率最初有所增加（2.3% vs 1.5%，$P=0.002$），但长期预后是获益的。是否可以通过分期完全血运重建，降低单次完全血运重建的最初风险，还需要进一步评估。但本指南中对于无心源性休克和多支冠心病的 NSTE-ACS 患者建议应考虑完全血运重建（Ⅱa，C）。在血流储备分数（FFR）指导下进行非罪犯 NSTE-ACS 病变的血运重建可用于 PCI（Ⅱb，B）。

4. 抗栓治疗策略　2020 年指南对于抗栓策略的更新主要表

现在以下几方面。

（1）预处理：由于缺乏明确的获益，不建议对不明确冠状动脉解剖结构且计划早期接受介入策略的 NSTE-ACS 患者进行常规的 P2Y12 受体抑制剂预处理。而对于延迟侵入性治疗的患者，可以评估风险后酌情使用 P2Y12 受体抑制剂进行预处理（Ⅱb）。

（2）P2Y12 受体抑制剂：NSTE-ACS 患者 PCI 术前服用普拉格雷推荐优先于替格瑞洛（Ⅱa，B）；没有服用过 P2Y12 受体抑制剂的患者 PCI 术前推荐应用普拉格雷 60mg，标准剂量 10mg/d，年龄 ≥ 75 岁或体重 < 60kg 的患者 5mg/d（Ⅰ，B）。

（3）抗凝药物：推荐所有 NSTE-ACS 患者侵入性治疗期间在抗血小板治疗的基础上加用抗凝治疗。基于近期多项研究结果，本指南建议普通肝素（UFH）仍是进行 PCI 时抗凝药物的首选（Ⅰ，A）；对于一些特定的患者，由于比伐卢定的半衰期较短，可考虑用比伐卢定替代 UFH（Ⅱb，A）。

对于进行导管检查前需要非手术治疗的患者，在非手术治疗期间可使用磺达肝癸钠治疗，这一结论是建立在 OASIS-5 试验结果的基础上的。值得注意的是，导管内血栓形成是使用磺达肝癸钠时所面临的重要问题，因此，当患者拟行 PCI 时治疗时必须要给予充分剂量的 UFH 以预防血栓形成。

（4）PCI 术后：介入治疗后，除非有禁忌证，无论支架类型如何，建议使用由强效 P2Y12 受体抑制剂和阿司匹林组成的双重抗血小板治疗（DAPT）12 个月（Ⅰ，A）。但可根据患者的个体出血和血栓栓塞风险，通过检测血小板功能或 CYP2C19 基因分型，对 DAPT 的持续使用时间可以缩短（< 12 个月）、延长（> 12 个月）或通过降级转换 DAPT，可以把普拉格雷或替格瑞洛降级为氯吡格雷。然而需要注意 PCI 后 P2Y12 受体抑制剂降级可能会增加缺血风险，尤其是早期降级（< 30 天）。本指南根据最近的数据提出了关于双重抗血栓形成治疗（DAT）的新策略，包括联合极低剂量 Xa 因子抑制剂利伐沙班（2.5mg 每

日 2 次）和阿司匹林的新型抗栓治疗策略，这种策略可考虑作为 ACS 患者 PCI 后延长（＞ 12 个月）抗栓治疗的方案之一。利伐沙班 2.5mg 每日 2 次联合阿司匹林 100mg 每日 1 次可以降低复合缺血终点事件发生率、总体死亡率和心血管死亡率。对于高血栓风险且无增加大出血或危及生命的风险的患者，除阿司匹林 75 ～ 100mg / d 外，还应考虑利伐沙班（2.5mg 每日 2 次）。

5. 需长期口服抗凝药物者的抗栓治疗策略　对于心房颤动口服抗凝适应证的患者（CHA2DS2-VASc 评分，男性≥ 1 分，女性≥ 2 分），新指南建议在短期（＜ 7 天）三联抗栓治疗（OAC ＋ DAPT）后采用双联抗栓策略，使用推荐剂量的 NOAC 预防脑卒中和单一口服抗血小板药（最好是氯吡格雷）。对于高缺血风险的患者，三联抗栓治疗可延长至 4 周。

本指南有关 NSTE-ACS 患者抗栓治疗策略的具体内容如下。

无心房颤动患者抗血小板治疗：

（1）推荐所有无禁忌证的患者口服起始负荷剂量 150 ～ 300mg（或 75 ～ 250mg 静脉注射）的阿司匹林，随后维持 75 ～ 100mg 每日 1 次，长期治疗（Ⅰ，A）。

（2）若无禁忌证或极高出血风险，推荐在阿司匹林基础上联合应用一种 P2Y12 受体抑制剂至少 12 个月，没有服用过 P2Y12 受体抑制剂的患者 PCI 术前推荐应用普拉格雷 60mg，标准剂量 10mg/d，年龄≥ 75 岁或体重＜ 60kg 的患者 5mg/d（Ⅰ，B）；无论计划治疗策略如何（侵入性或非手术治疗），可以应用替格瑞洛（180mg，90mg 每日 2 次）（Ⅰ，B）；只有普拉格雷或替格瑞洛无法获取、不能耐受或存在药物禁忌时，才应用氯吡格雷（300 ～ 600mg，75mg 每日 1 次）。

（3）NSTE-ACS 患者 PCI 术前服用普拉格雷推荐优先于替格瑞洛（Ⅱa，B）。

（4）有证据提示无复流或血栓并发症时，应考虑 GP Ⅱb Ⅲa 受体拮抗剂（Ⅱa，C）。

（5）未曾服用过 P2Y12 受体抑制剂的患者行 PCI 前考虑应用坎格瑞洛（Ⅱb，A）。

（6）NSTE-ACS 患者 PCI 未计划早期侵入性治疗策略且无高出现风险时应考虑应用 P2Y12 受体抑制剂（Ⅱb，C）。

（7）不推荐对冠状动脉解剖未知的患者应用 GPⅡbⅢa 受体拮抗剂。

（8）不推荐对冠状动脉解剖未知且计划早期侵入性治疗的患者术前常规应用 GPⅡbⅢa 受体拮抗剂。

无心房颤动患者抗凝治疗：

（1）推荐所有患者确诊后在抗血小板治疗的基础上根据缺血和出血风险应用肠外抗凝治疗，尤其是血运重建治疗期间（Ⅰ，A）。

（2）行 PCI 的患者推荐应用 UFH（PCI 期间根据体重调整剂量，静脉推注 70～100U/kg；或 50～70U/kg 联合应用 GPⅡbⅢa 受体拮抗剂；活化凝血时间保持在 250～350 秒，若联合应用 GPⅡbⅢa 受体拮抗剂保持在 200～250 秒）（Ⅰ，A）。

（3）如果需要在规定时间范围内将患者转运行 PCI 治疗或考虑药物治疗，推荐使用磺达肝癸钠；在这种情况下，建议治疗 PCI 时进行单次 UFH 静脉推注（Ⅰ，B）。

（4）推荐根据缺血和出血风险、有效性-安全性评估选择抗凝治疗（Ⅰ，C）。

（5）术前皮下注射过依诺肝素的患者可以考虑应用静脉注射依诺肝素（Ⅱa，B）。

（6）侵入性治疗后应考虑立即中断肠外抗凝治疗（Ⅱa，C）。

（7）比伐卢定可以作为 UFH 的替代选择（Ⅱb，A）。

（8）不推荐交叉应用 UFH 和 LMWH。

合并心房颤动的患者行 PCI 治疗后的抗栓策略：

（1）口服抗凝治疗：①推荐除性别因素外（CHA2DS2-VASc 评分，男性≥1 分，女性≥2 分）的心房颤动患者进行卒中的预防；推荐除性别因素外 CHA2DS2-VASc 评分≥2 分的患者使用口服抗凝药物（Ⅰ，A）。②对于存在 1 个除性别以外的卒中危险因素的心房颤动患者，应考虑使用口服抗凝药物，治疗方案应结合患者的临床获益、个人喜好等情况进行个体化的调整（Ⅱa，B）。③高出血风险的患者应考虑进行早期侵入性冠状动脉造影，无论是否服用口服抗凝药物，以尽快确定治疗方案，并明确最佳抗栓治疗方案（Ⅱa，C）。

（2）置入支架的患者抗凝治疗：在 PCI 期间，推荐进行额外的肠外抗凝治疗，不用考虑任何 NOACs 的最后一次给药时间及剂量，以及接受 VKA 治疗患者 INR 是否＜2.5（Ⅰ，C）；对于存在 VKA 口服抗凝治疗联合阿司匹林或氯吡格雷治疗适应证的患者，应仔细调整 VKA 的剂量强度以控制为 2.0～2.5 且有效血药浓度范围＞70%（Ⅱa，B）。在围术期应考虑使用 VKA 或NOACs 进行不间断的抗凝治疗（Ⅱa，C）。

（3）置入支架的患者抗血小板治疗：对于 CHA2DS2-VASc评分中男性≥1 分，女性≥2 分的心房颤动患者，短期（发生急性事件后 1 周）的三联抗凝治疗后，推荐双联抗凝治疗作为默认策略，其中使用预防卒中推荐剂量的 NOAC 联合一种口服抗血小板药物，最好是氯吡格雷（Ⅰ，A）；推荐围术期使用由氯吡格雷和阿司匹林组成的 DAPT 达 1 周时间（Ⅰ，A）；建议使用 OAC 治疗的患者在 12 个月后停止抗血小板治疗（Ⅰ，B）；对于接受 VKA（如机械瓣膜）治疗的患者，部分患者（HAS-BLED≥3 或 ARC-HB 达标和支架内血栓形成风险低的患者）应考虑单独使用氯吡格雷达 12 个月（Ⅱa，B）；当使用利伐沙班联合 SAPT 或 DAPT 时，出血风险超过支架血栓形成或缺血性脑卒中风险时，应当考虑采用利伐沙班 15mg 口服，而不是 20mg的口服剂量（Ⅱa，B）；对于 HBR（HAS-BLED≥3）患者，在联用 SAPT 或 DAPT 时，应优先考虑达比加群 110mg 每日 2次，而不是达比加群 150mg 每日 2 次，以减轻出血风险（Ⅱa，

B 级 ）；对于使用 OAC 治疗的患者，存在高缺血风险或其他解剖 / 手术特征超过出血风险的患者应考虑使用阿司匹林加氯吡格雷超过 1 周并达 1 个月（Ⅱa，C）；DAT（双联抗栓治疗，同时使用 OAC 和替格瑞洛或普拉格雷）可以作为 TAT（三联抗凝治疗，同时使用 OAC、阿司匹林和氯吡格雷）的替代方案，无论使用何种支架（Ⅱa，C）；不推荐使用替格瑞洛或普拉格雷作为 TAT （三联抗栓治疗）的一部分。

同时本指南中增加了新的章节，包括非阻塞性冠状动脉（MINOCA）心肌梗死和自发性冠状动脉夹层（SCAD）。MINOCA 存在许多异质性的潜在病因，涉及冠状动脉和非冠状动脉相关的病理机制，根据 ESC 定义、心肌炎和 Takotsubo 综合征患者及其他不存在缺血病因的患者可归为 MINOCA，但本指南提供的 MINOCA 诊断标准最终将心肌炎和 Takotsubo 综合征排除在 MINOCA 以外。心脏磁共振能够识别高达 87% 的疑诊 MINOCA 患者的根本病因，建议对病因不明的 MINOCA 进行心脏磁共振检查（Ⅰ，B）。对于治疗应用 DAPT（阿司匹林 +P2Y12 受体抑制剂）能否获益目前尚缺乏证据。可以考虑将阿司匹林、他汀类药物、ACEI/ARB 类药物和钙通道阻滞剂作为常规治疗药物。

SCAD 为冠状动脉壁非动脉粥样硬化性、非创伤性和非医源性分离形成血管假腔，在 ACS 患者中的发病率约为 4%。但在年龄 60 岁以下的女性、妊娠相关的 MI、纤维肌肉发育不良、焦虑抑郁或以前有神经精神疾病等病史的患者中，SCAD 的发病率更高（占 ACS 的 22%～ 35%）。冠状动脉内影像（光学相干断层扫描和血管内超声）对其诊断和治疗具有重要指导价值。其药物治疗方案仍有待完善。

新指南包括了一套 NSTE-ACS 的质控标准，该标准能够量化对指南建议的依从性，并提供衡量改善心血管护理和结局的措施，该指南对质控指标进行了更新，以使其与当前指南相符，同时也考虑了更广泛的 NSTE-ACS 护理途径。包括以下方面的评估：①中心组织；②再灌注 / 侵入性策略；③住院风险评估；④住院期间的抗栓治疗；⑤出院后的二级预防；⑥患者满意度；⑦经质控指标风险调整后的 30 天死亡率。质控指标贯穿了 NSTE-ACS 的诊断、治疗和预后，因此，纳入该指标可以评价改善医疗质量的结果。

（山西省心血管病医院　王建玲　薛　琳）

（三）2020 ESC 心房颤动临床诊治指南

2020 年 8 月 29 日，ESC 虚拟线上会议发布了最新版心房颤动临床诊断及管理指南。这一指南依据多项最新临床研究结果对 2016 年心房颤动管理指南进行了更新。具体更新要点如下：

1. 心房颤动的诊断与管理　新版指南强调心房颤动诊断需要通过标准 12 导联心电图或超过 30 秒的单导联心电图来确定。心电图表现为 P 波消失，RR 间期不规则可诊断为临床 AF（I）。筛查心房颤动时推荐：①告知接受筛查的患者关于心房颤动检测及治疗的意义；②为筛查的阳性患者搭建结构化转诊平台，由专业医师进一步指导临床评估，从而确诊心房颤动并为患者制订最佳管理策略；③只有在医师审核 ≥ 30 秒单导联 ECG 描记或 12 导联 ECG 之后，才能对筛查的阳性患者确诊心房颤动（I）。

心房颤动确诊后为了更好地进行规范治疗，应充分评估患者脑卒中风险、一般状态、心房颤动负荷、基质严重程度。2020 年指南推荐使用"心房颤动综合管理路径"（A. 抗凝 / 避免卒中；B. 更好的控制症状；C. 合并症 / 心血管危险因素管理）。ABC 路径简化了不同医疗水平、不同专业对心房颤动患者的综合管理。

2. 预防心房颤动血栓栓塞事件　2020 版指南在预防心房颤动血栓栓塞事件方面进行了如下更新：①充分评估患者出血风险，推荐使用 HAS-BLED 评分，有助于早期识别高出血风险的心房颤动患者（HAS-BLED 评分＞ 3），预防可干预的出血危险因素以便早期进行临床检查和随访（Ⅱa）；②建议定期对心房颤动患者卒中和出血风险进行评估（Ⅰ）；③对于初始脑卒中风险较低的心房颤动患者，应在首次评估 4～6 个月后重新评估脑卒中风险（Ⅱa）；④如患者不存在抗凝药绝对禁忌证，则不建议将所评估的出血风险作为指导使用口服抗凝药预防卒中的依据（Ⅲ）；⑤心房颤动的临床类型（即首次发现、阵发性、持续性、长期持续性、永久性）不影响制定预防血栓栓塞的策略（Ⅲ）。

3. 房颤复律、节律控制、导管消融

（1）新版指南关于心房颤动复律的推荐：①在充分评估患者的血栓栓塞风险后，推荐对于血流动力学稳定患者中应用药物进行复律（Ⅰ）；②对于患有病态窦房结综合征、房室传导障碍或 QTc 延长（> 500 毫秒）的患者，除非已考虑到患者发生心动过缓的风险，否则不应尝试进行药物复律（Ⅲ）。

（2）关于对心房颤动患者是否进行导管消融：新版指南建议综合评估患者手术风险、术后复发心房颤动的风险，并与患者充分讨论后再进行决定（Ⅰ）。如果心房颤动患者初次行肺静脉隔离导管消融后，症状改善但心房颤动复发，应考虑再次行肺静脉隔离（Ⅱa）。如患者使用抗心律失常药物不能维持节律或患者不耐受 β 受体阻滞剂时，应考虑行肺静脉隔离导管消融以控制节律并改善心房颤动症状（Ⅱa）。心房颤动肺静脉隔离导管消融应被视为改善某些心房颤动患者症状的一线节律控制法（Ⅱa），对于无主要复发风险因素的持续性心房颤动患者，应综合考虑患者意愿、获益及风险，将导管消融术作为Ⅰ类或Ⅲ类抗心律失常药物的替代方案（Ⅱb）。除肺静脉隔离以外，可以考虑增加其他消融部位，如低电压区、线性消融、碎裂电位、异位灶等，但目前证据仍不充分（Ⅱb）。建议患者改变生活方式，严格控制危险因素，避免诱发心房颤动（Ⅰ）。

4. 心房颤动脑卒中风险的管理　最新指南推荐应告知患者复律前后须遵医嘱坚持口服 NOAC（Ⅰ）。对于心房颤动持续时间超过 24 小时的患者，即使复律成功转复窦律后，仍应继续抗凝治疗至少 4 周。超过 4 周后是否长期口服抗凝药取决于患者的卒中危险因素；（Ⅱa）。心房颤动持续时间 ≤ 24 小时且脑卒中风险极低的患者中（CHA2DS2-VASc：男性 0，女性 1）无须进行 4 周抗凝治疗（Ⅱb）。对于有卒中危险因素、在消融前未口服抗凝药的患者，应积极推荐抗凝治疗（Ⅰ），并最好在消融前至少 3 周启动抗凝治疗（Ⅰ），或在消融前行经食管超声心动图检查排除左心房血栓（Ⅱa）；对于已经开始华法林、达比加群、利伐沙班、阿哌沙班或艾多沙班抗凝治疗的心房颤动导管消融患者，指南推荐不要中断口服抗凝药治疗（Ⅰ）。

5. 关于长期抗心律失常药物治疗 对于接受索他洛尔治疗心房颤动的患者，推荐密切监测 QT 间期、血钾水平、肌酐清除率及其他心律失常危险因素（Ⅰ）；在长期服用氟卡尼的心房颤动患者中，应同时使用房室结阻滞药物（如能耐受）（Ⅱa）。对于左心室功能正常或患有缺血性心脏病的患者，在密切监测 QT 间期、血钾、肌酐清除率和其他心律失常危险因素的情况下，可以考虑使用索他洛尔长期进行控制节律（Ⅱb）。

6. 心房颤动生活方式干预、危险因素和伴随疾病的管理 新版指南建议改变不健康的生活方式，针对性治疗心房颤动并发症（Ⅰ）。建议对高血压患者进行心房颤动筛查（Ⅰ）。建议对呼吸暂停综合征（OSA）患者进行心房颤动筛查（Ⅱa）。

7. 心房颤动合并冠心病 PCI 术后患者的管理 对于心房颤动合并急性冠脉综合征（ACS）的单纯 PCI 术后患者，如果支架血栓形成风险较低，或衡量出血风险大于血栓栓塞风险时，推荐早期停用阿司匹林（1 周内）并持续使用 1 种 OAC+1 种 P2Y12 抑制剂（优选氯吡格雷）的双联治疗达到 12 个月（Ⅰ）。对于心房颤动合并慢性冠脉综合征（CCS）的单纯 PCI 术后患者，如果支架血栓形成风险较低或出血风险大于血栓栓塞风险时，推荐早期停用阿司匹林（1 周内）并持续使用 1 种 OAC+1

种 P2Y12 抑制剂（优选氯吡格雷）的双联治疗达到 6 个月（Ⅱa）。

8. 妊娠期间心房颤动的治疗

（1）急性期管理：对于患有肥厚型心肌病的持续性心房颤动患者，应考虑心脏复律（Ⅱa）；对于心脏结构正常且血流动力学稳定的患者，复律可考虑静脉应用伊布利特或氟卡尼（Ⅱb）。

（2）长期口服药物管理：如果房室结阻滞药物使用失败，应考虑使用氟卡尼特、普罗帕酮或索他洛尔（Ⅱa）；控制心室率时如果 β 受体阻滞剂无效，应使用地高辛或维拉帕米（Ⅱa）。

9. 术后心房颤动管理的推荐　考虑到口服抗凝药的预期临床净获益，新版指南建议心脏手术后心房颤动且有脑卒中风险的患者应长期进行 OAC 治疗（Ⅱa）；对于非心脏手术患者，指南不建议常规使用 β 受体阻滞剂预防术后心房颤动（Ⅲ）。

10. 心房颤动性别相关差异和心房颤动质量评估的推荐　在 2020 版心房颤动指南中，对于阵发性或持续性心房颤动的女性患者，如有明显症状，应考虑及时行包括导管消融在内的节律控制治疗（Ⅱa）；建议从业人员和医疗机构应充分衡量心房颤动的诊断及治疗质量，以改善医疗质量及患者预后（Ⅱa）。

（山西省心血管病医院　李怀娜　许慧玉）

（四）2020 ESC 成人先天性心脏病管理临床实践指南

2020 年 8 月 29 日，ESC 虚拟线上会议发布了《2020ESC 成人先天性心脏病（ACHD）管理指南》，自 2010 年上一版关于该主题的指南发布以来，成人先天性心脏病群体的管理在经皮介入技术和对手术时机、导管介入及药物治疗方面的风险分层方面积累了新的临床证据，2020 版指南在此基础之上做了进一步修订、更新。新指南主要从疾病诊断、团队组建、疾病复杂程度分级、风险评估、心律失常管理、肺动脉高压治疗、抗凝治疗方案、终身管理计划、高危妊娠分类及导管介入治疗领域的相关问题进行了更新。

1. 新概念的提出　2020 版指南提出，由于研究显示，90% 的轻度 ACHD 患者、75% 的中度 ACHD 患者及 40% 的复杂 ACHD 患者可活到 60 岁以上，因此建议将"grown-up CHD"替换为"adult CHD（ACHD）"，更为符合 ACHD 终身管理理念。

2. 先天性心脏病复杂性分类　在新版指南中，对先天性心脏病复杂性进行了如下分类（表 3）。

表 3　ACHD 严重程度分类

分类	疾病
轻度	单纯性先天性主动脉瓣疾病和二叶式主动脉瓣 单纯性先天性二尖瓣疾病（除外降落伞瓣、瓣叶裂隙） 轻度单纯性肺动脉瓣狭窄（漏斗型、瓣膜型、瓣上型） 单纯性小型 ASD、VSD 和 PDA 修补后继发孔型 ASD、静脉窦型 ASD、VSD 和 PDA（无残留或后遗症如心室扩大、心室功能不全或 PAH）
中度	肺静脉异位引流（部分型或完全型） 冠状动脉起源于肺动脉 冠状动脉起源于对侧冠状窦 主动脉瓣下或瓣上狭窄 部分或完全房室间隔缺损，包括原发孔型 ASD（不合并肺血管疾病） 未修补的中度或大型继发孔型 ASD（不合并肺血管疾病） 主动脉缩窄 双腔右心室 三尖瓣下移畸形 马方综合征及其相关遗传性胸主动脉疾病、Tuner 综合征 未修补的中度或大型 PDA（不合并肺血管疾病） 周围性肺动脉狭窄 中度或重度肺动脉狭窄（漏斗型、瓣膜型、瓣上型） 主动脉窦瘤 / 瘘 脉型窦型 ASD 法洛四联症修补术后 大动脉转位术后 未修补的中度或重度 VSD（不合并肺血管疾病）

分类	疾病
重度	主动脉缩窄
	双腔右心室
	三尖瓣下移畸形
	马方综合征及其相关遗传性胸主动脉疾病、Tuner 综合征
	未修补的中度或大型 PDA（不合并肺血管疾病）
	周围性肺动脉狭窄
	中度或重度肺动脉狭窄（漏斗型、瓣膜型、瓣上型）
	主动脉窦瘤／瘘
	静脉窦型 ASD
	法洛四联症修补术后
	大动脉转位术后
	未修补的中度或重度 VSD（不合并肺血管疾病）
	合并肺血管疾病的已修补或未修补先心病（包括艾森门格综合征）
	发绀型先心病（未手术或仅姑息手术缓解）
	心室双出口
	Fontan 分流术后
	主动脉弓离断
	肺动脉闭锁（各种形式）
	大动脉转位（手术修补后除外）
	单心室（包括左／右心室双入口、三尖瓣／二尖瓣闭锁、左心室发育不全综合征、功能性单心室的任何其他解剖异常）
	永存动脉干
	复杂的房室和心室大动脉连接异常（如十字交叉心、心脏与内脏异位综合征、心室转位）

3. 团队组建　当 CHD 患者接近成年时，通常需要转移到 ACHD 管理中心进一步治疗。过渡阶段需要专门的医疗保健机构和培训计划来满足这些患者的需求。指南建议所有 ACHD 患者在专科中心就诊一次，允许 ACHD 专家为每位患者制订最合适的管理方案和随访间隔。另外指南建议，除了相关的心脏病专家、影像学专家和外科医生之外，ACHD 团队还应包括专业护士、心理学家和社会工作者。

新指南指出，ACHD 的管理是一个终身过程。许多先天性心脏病修复术后患者可能会并发肺动脉高压、心律失常及残余分流等；另外，部分患者可能还遗留其他先天性异常而在既往诊治时没有被发现。因此，即使是修复术后先天性心脏病患者，也需要定期随访。此外，ACHD 患者还面临结婚生育等问题。因此，对 ACHD 患者的管理是一个终身过程。

4. 生物学标志物在 ACHD 随访中的作用　研究表明利钠肽、高敏感肌钙蛋白或高敏 C 反应蛋白等与 ACHD 等不良事件相关，新版指南提出 ACHD 存在各种潜在风险和矫治手术的变异性。利钠肽在 ACHD 心力衰竭的预后判断上存在差异，对 Fontan 循环患者不敏感，而对双心室循环的心力衰竭判定较为敏感。建议长期随访中通过检测利钠肽识别不良事件风险。

5. 心律失常处理的建议　更新后的指南提供了关于心律失常的详细建议，更加强调了解心律失常的原因和机制，以及潜在的先天性心脏病解剖的重要性，提出了 ACHD 合并心律失常和心动过缓风险评估的理论，以及合并各种心律失常的治疗方案和时机。为了对慢性心律失常患者进行最佳治疗，必须转诊到具有多学科团队和 ACHD 相关心律失常专家组成的中心。

具体指南更新要点如下。

（1）对于合并心律失常的中、重度 CHD 患者，需要转诊到一个具有多学科团队和专门知识的中心，以治疗 ACHD 和 ACHD 相关心律失常（Ⅰ，C）；对于有心律失常记录或术后心律失常高风险（如老年 ASD 修补）的 CHD 患者，应将其转诊到具有干预和心律失常介入治疗专业知识的多学科团队中心（Ⅱ，C）；对于持续复发的 SVT（AVNRT、AVRT、AT 和 IART）或与 SCD 有关 SVT 的轻度 CHD 患者，建议导管消融术（Ⅰ，C）；对于有症状的、持续复发的 SVT（AVNRT、AVRT、AT 和 IART）或与 SCD 有关的 SVT 中、重度 CHD 患者，应考虑导管消融术，建议在经验丰富的中心进行（Ⅱa，C）；对于出现反复单形性 VT、持续性 VT 或无法通过药物治疗或 ICD 控制的电风暴患者，导管消融被认为是 ICD 的辅助治疗（Ⅰ，C）；对于不需要药物治疗的有症状、单形态持续性室速的患者，应考虑导管消融术，建议在经验丰富的中心进行（Ⅱa，C）。

（2）置入式心脏除颤器：经评估确定事件原因并排除可逆原因后，ICD 适用于心室颤动或血流动力学不稳定的室速 CHD 患者（Ⅰ，C）；对于 CHD 合并持续性室速的患者，在进行血流动力学评估和治疗后，可以进行 ICD 置入，需要进行电生理评估，以确定导管消融术或外科消融术作为辅助治疗的效果，或替代方案（Ⅰ，C）；经过 3 个月的最佳药物治疗后，对于有双心室生理学和系统性左心室表现的症状性心力衰竭（NYHA Ⅱ/Ⅲ）和 EF ≤ 35%、且预期生存期 1 年以上的 ACHD 患者，应考虑 ICD 置入（Ⅱa，C）；对于不明原因晕厥和怀疑心律失常性晕厥、晚期心功能不全或程序性电刺激诱发 VT/VF 的 CHD 患者，应考虑置入 ICD（Ⅱa，C）；对于有多种 SCD 危险因素的 TOF 患者，应考虑 ICD 置入，包括 LV 功能障碍、非持续性、症状性 VT、QRS ≥ 180 毫秒、CMR 上广泛的 RV 瘢痕或程序性电刺激诱导的 VT（Ⅱ，C）；在存在其他危险因素的情况下，可考虑置入 ICD 治疗晚期单独或系统性 RV 功能障碍（整体 RV EF < 35%）（Ⅱb，C）。

（3）心脏起搏器：对于伴有慢快综合征的 ACHD 患者，如果消融失败或不可行，则应考虑置入起搏器以预防 IART（Ⅱa，C）；重度 CHD 合并窦性或交界性心动过缓（白天心率 < 40 次/分或停搏 > 3 秒）者应考虑置入起搏器（Ⅱa，C）；对于因窦性心动过缓或房室传导不同步而导致血流动力学不稳定的 CHD 患者，应考虑置入起搏器（Ⅱa，C）；对于窦性或交界性心动过缓（白天心率 < 40 次/分或停搏 > 3 秒）的中度 CHD 患者，可考虑置入起搏器（Ⅱb，C）。

6.肺动脉高压治疗更为具体和调整建议　指南对于肺动脉高压本身的治疗也给出了更具体和经过调整的建议。首先，指南采用第六届世界高血压研讨会标准，将肺动脉高压标准定义为"平均肺动脉压力大于 20mmHg、肺血管阻力大于 3 wood"。其次，指南详细介绍了合并肺动脉高压患者的诊断、评估及危险分层。

新版指南指出，肺动脉高压诊断要点包括病史、体格检查、肺功能、动脉血气分析、影像学（特别是超声心动图）和实验检查（包括血细胞总数、血清铁水平、血细胞比容、感染性疾病和 NT-pro-BNP）。通常，对于开始和随访血管舒张剂治疗、妊娠或手术，需要进行房室血氧饱和度测定的右心导管检查。

关于先天性心脏病相关的肺高压的治疗新指南推荐：确诊为先天性心脏病合并毛细血管前肺高压的患者不建议妊娠（Ⅰ,C）；推荐所有先心病合并肺高压的患者行风险评估（Ⅰ，C）；在低中危患者中，合并毛细血管前肺高压的患者建议行初始的或是序贯联合治疗，对于高危患者，应该初始就给予包括静脉应用前列素类药物的联合治疗（Ⅰ，A）；在活动耐量下降的艾森门格综合征患者中（6MWT 距离 < 450 m），推荐初始但用内皮素受体拮抗剂，若患者症状无改善，建议序贯联合治疗（Ⅱa，B）。

7. 关于抗凝药物使用的建议　指南中指出：成人先天性心脏病患者血栓事件的风险高于普通人，但血栓预防方面缺少研究证据。在折返性房性心动过速或心房颤动患者中，CHA2DS2-VASc 和 HAS-BLED 评分的应用被证实有益。在先天性心脏病人群中，新型口服抗凝药的推荐级别优于维生素 K 拮抗剂。研究表明除外机械性瓣膜置入术患者或重度二尖瓣狭窄患者，新型口服抗凝药显示出不劣于维生素 K 拮抗剂的安全性和有效性。在合并有先天性心脏病的心房颤动或折返性房性心动过速的患者中，推荐启用个体化抗栓治疗。

8. 指南对高危妊娠进行分类　新指南中给出了高危妊娠的分类，建议患有先天性心脏病和已确诊的毛细血管前肺动脉高压的女性禁止妊娠。强调所有 ACHD 女性和男性进行孕前咨询、后代缺陷的风险评估和胎儿筛查。成立专家团队，对妊娠耐受性、生产方式、先天性心脏病复杂程度给予专业化指导和妊娠风险的评估。个性化风险评估基于世界卫生组织（WHO）分类，详见表4。

表4　ACHD 患者合并高危、极高危妊娠风险评估表

产妇死亡率或严重并发症发病率显著增加（改良 WHO III 类）（心脏不良事件率 19%～27%）	产妇死亡率或严重并发症发病率极高风险（改良 WHO IV 类）（心脏不良事件率 40%～100%）
未修补的发绀型心脏病 中度左心室损害（EF 30%～45%） 功能性心室功能良好或轻度下降 Fontan 循环（患者状况良好，无复杂心内畸形） 无症状重度主动脉瓣狭窄 中度二尖瓣狭窄 中度主动脉扩张（升主动脉内径马方综合征或其他 HTAD 40～45mm：BAV45～50mm：Tuner 综合征 20～25mm/m^2 机械瓣	PAH 重度左心室损害（EF < 30% 或 NYHA III～IV 级） 功能性心室伴中度或重度功能下降 Fontan 循环合并任何并发症 有症状重度主动脉狭窄 重度二尖瓣狭窄 严重主动脉扩张（升主动脉内径，马方综合征或其他 HTAD > 40～45mm：BAV > 45～50mm：Tuner 综合征 > 20～25mm/m^2） 严重主动脉（再）缩窄

9. 导管介入治疗在 ACHD 中的新作用　新指南强调 ACHD 的介入治疗需要在 ACHD 专科管理中心，由 ACHD 多学科团队成员来进行。指南指出 ACHD 的导管介入治疗中，恰当处理并发症非常重要。新指南强调 ACHD 介入治疗有其特殊性，需要成人和儿童先天性心脏病介入治疗专家的协作。

对于超过 15 种不同的先天性心脏病病变类型，新指南增加了成人先天性心脏病的经心导管介入治疗。房间隔缺损首选介入治疗；室间隔缺损的介入治疗效果与外科相似，介入治疗特别适于室间隔缺损外科修补后有残余分流、无法手术或局部室间隔缺损的患者；先天性主动脉狭窄未推荐 TAVR，主动脉缩窄推荐了支架置入治疗。

（山西省心血管病医院　李怀娜　姚　雷）

十、其　　他

2020 ESC 来自澳大利亚超声心动图数据库（NEDA）的新见解

　　NEDA 是世界上最大的超声心动图数据库之一，其建立目的是为了从澳大利亚各地的每个数字化超声实验室中获取回顾性和前瞻性的数字测量结果，并进行分析。2020 年 8 月 ESC 虚拟线上会议公布了一项死亡率与左心室舒张功能之间关系的研究。该研究是基于美国超声心动图学会（ASE）/欧洲心血管影像协会（EACVI）指南及基于单个左心室舒张功能测量进行的。

　　本研究共纳入 436 360 例成年患者，左心室射血分数（LVEF）≥ 50%（87.6%），其中 69.3% 的患者舒张功能正常，9.2% 的患者舒张功能异常，其余占 21.5%。在 LVEF < 50%（11.4%）的患者中，充盈压力正常或升高的各占 4.8% 和 33.0%。值得注意的是，在 LVEF < 50% 的患者中，有 62.2% 的患者充盈压力分级属于不确定。在 4.3 年的中位随访中，共有 100 597 例（23.0%）死亡。

　　结果显示，经年龄和性别校正后，左心室射血分数保留组的长期死亡率差异很小，而正常充盈压组的死亡率低于其他左心室射血分数受损组。在完全校正模型中，与舒张功能正常组相比，舒张功能不全组的 5 年心血管相关死亡率比值比（OR）为 1.31（95% CI: 1.22 ~ 1.42; P < 0.001），不确定组（95% CI: 1.04 ~ 1.18; P < 0.001）为 1.11。对于 LVEF 受损组，与正常充盈压力相比，增加和不确定充盈压力组完全校正心血管相关死亡率的 OR 为 1.51（95% CI: 1.15 ~ 1.98; P < 0.001）和 1.25（95% CI 0.96 ~ 1.64;

P=0.06）。当分析单个舒张功能参数时，发现二尖瓣 E 波速度（死亡阈值＞90 cm/s）和间隔 E：e'比率（死亡率阈值＞9cm/s）增加，间隔 E'速度降低（死亡率阈值＜9 cm/s）和左心房容积指数增加（LAVi；死亡率阈值＞32ml/m²）与 5 年心血管相关和长期全因死亡率密切相关。

以上结果表明，根据目前指南，舒张功能不全和充盈压力增加与死亡率增加有关，但多数病例属于不确定组。反映舒张功能的单个参数（二尖瓣 E 速度＞90cm/s，间隔 e'速度＜9cm/s，间隔 E：e'比值＞9，LAVi＞32 ml/m²）显示出死亡率增加的明显分界点，可能有助于临床对不确定组患者的分类。

（甘肃省人民医院　曹云山
甘肃中医药大学　赵新艳）